Qué hacer para tener dientes sanos

Fácil de leer • Fácil de usar

Sadie S. Mestman, D.M.D.
Ariella D. Herman, Ph.D.

Institute for Healthcare Advancement
501 S. Idaho St., Suite 300
La Habra, California 90631
(800) 434-4633

Institute for Healthcare Advancement
501 S. Idaho St., Suite 300
La Habra, California 90631

Título original en inglés: What To Do For Healthy Teeth
Traducción al español de Marcela C. Cinta

Datos del Catálogo de Publicaciones de la Biblioteca del Congreso de EE.UU.
Mestman, Sadie S.
Qué hacer para tener dientes sanos: fácil de leer, fácil de usar /
Sadie S. Mestman, Ariella D. Herman.
p. cm.
Incluye referencias bibliográficas e índice de nombres.
ISBN: 978-0-9720148-1-6
1. Dientes – Cuidado e higiene – Obras populares.
2. Boca – Cuidado e higiene – Obras populares. I. Herman, Ariella D. II. Título
RK61.M578 2004
617.6′01 – dc22

Impreso en Estados Unidos de América
15 14 13 10 9 8 7
ISBN: 978-0-9720148-1-6

2004004252

A nuestros lectores

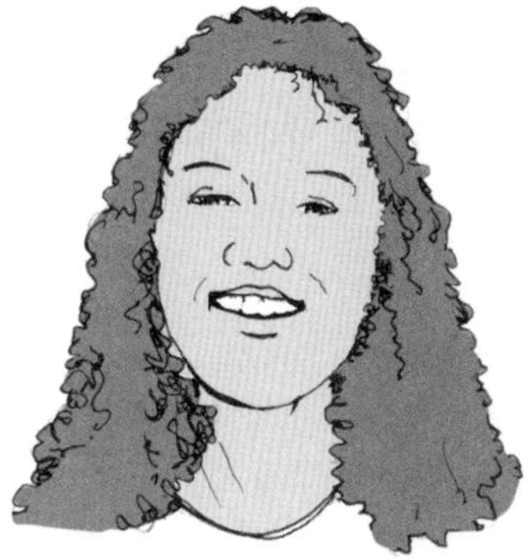

Este libro se escribió para ayudarle a cuidarse bien sus dientes y los dientes de sus hijos.

Le dice cómo cuidarse los dientes todos los días, y qué hacer en caso de emergencia.

Tiene páginas que hablan sobre qué comer, cómo cuidarse los dientes cuando va a tener un bebé, y cómo ayudar a sus hijos a cuidarse los dientes.

Tener dientes sanos es muy importante. Los dientes le ayudan a masticar, a hablar y a sonreír. Si no se cuida los dientes, puede enfermarse seriamente. Use este libro para saber cómo mantener sanos los dientes, la boca y las encías.

Tómese un minuto ahora y llene los espacios en el reverso de la portada de este libro.

Escriba los números de teléfono de su dentista, de su médico y de la farmacia. Lea ahora mismo las partes sobre emergencias. Así sabrá qué hacer si usted o alguien en su familia tiene un accidente y se lastima los dientes o la boca. Guarde este libro al alcance de la mano para poder consultarlo cuando lo necesite.

Este libro fue escrito por una dentista y una maestra, y lo han leído muchos dentistas y otras personas a quienes les importa la salud de la boca de usted y su familia. Ellos están de acuerdo con la información que aparece en este libro y la consideran muy útil.

A nuestros lectores

Este libro no sustituye la consulta con el dentista. Cada persona es diferente. Si usted tiene dolor, o dudas sobre los consejos prácticos que ofrece este libro, hable con su dentista o con su médico de inmediato. Siempre haga lo que aconseje su dentista o su médico. Y no olvide ir al dentista cada seis meses para asegurarse de que sus dientes y encías estén sanos y fuertes.

Qué contiene este libro

Consejos prácticos para su seguridad

1

Notas

Consejos prácticos para su seguridad

¿Qué son?

Los consejos prácticos para la seguridad son las cosas que usted puede hacer para estar a salvo. Estos consejos le ayudarán a mantener a sus hijos a salvo también. Si sus hijos están a salvo, usted puede evitar que se lastimen la boca, los dientes y las encías. Los dientes y las encías nos ayudan a hablar y a comer, por lo que debemos cuidarlos muy bien.

¿Qué puedo hacer para que mi bebé o mis hijos pequeños estén a salvo?

Cuide los dientes de manera segura:

- Observe a sus hijos cuando se laven los dientes. Asegúrese de que los niños de tres años o más solamente usen la cantidad de pasta de dientes equivalente al tamaño de un garbanzo. Solo unte una pizca de pasta para niños menores a 3 años. Asegúrese de que la escupan cuando terminen de cepillarse. No deje que los niños se traguen la pasta ni el enjuague bucal.
- No deje a niños pequeños jugar con el hilo dental, los cepillos de dientes, la pasta de dientes o el enjuague bucal. Los niños solo deben usar un cepillo de dientes en el lavabo. No los deje nunca caminar ni correr con un cepillo de dientes en la mano o en la boca.
- Vea la página 67 para aprender más sobre cómo cuidar los dientes de los niños.

Evite que sus hijos se asfixien:

- Cuando le empiecen a salir los dientes a su bebé, dele un anillo mordedor que sea seguro (vea la página 79). No le dé un mordedor que tenga líquido adentro.

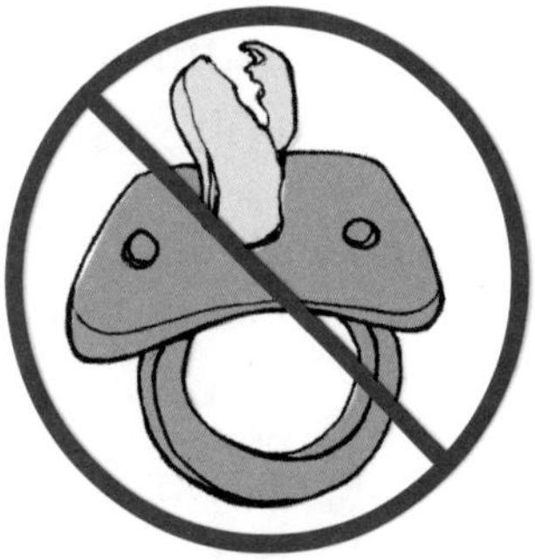

- Si le da un chupón, asegúrese de que no esté rajado o roto. El bebé podría tragarse un pedazo del chupete y asfixiarse.
- Nunca ponga nada con un hilo o cuerda alrededor del cuello del niño, o sea, ni un chupón ni un anillo mordedor, ni ninguna otra cosa. Podría ahorcar al niño.

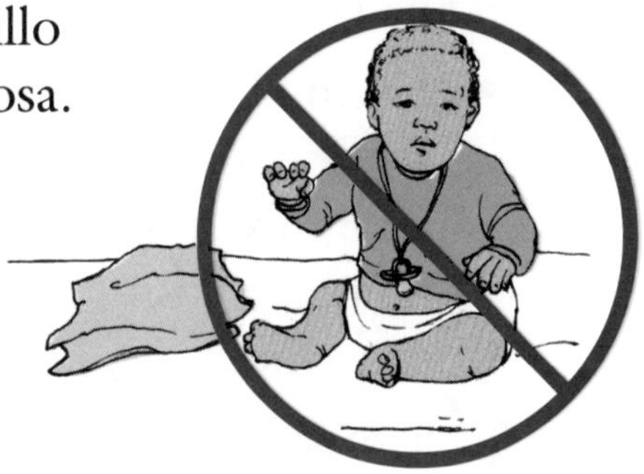

Evite caídas y accidentes:

- Siempre ponga al niño o niña en un asiento infantil cuando vaya en el auto. Son asientos especiales para bebés y niños que los mantienen seguros en el auto. Los bebés deben estar en un asiento infantil que vea hacia atrás. Deben usar este tipo de asiento hasta que tengan un año de edad y pesen al menos 9 kg (20 libras). Pregúntele a la enfermera si no está seguro del tipo de asiento infantil para el auto que necesita su bebé.

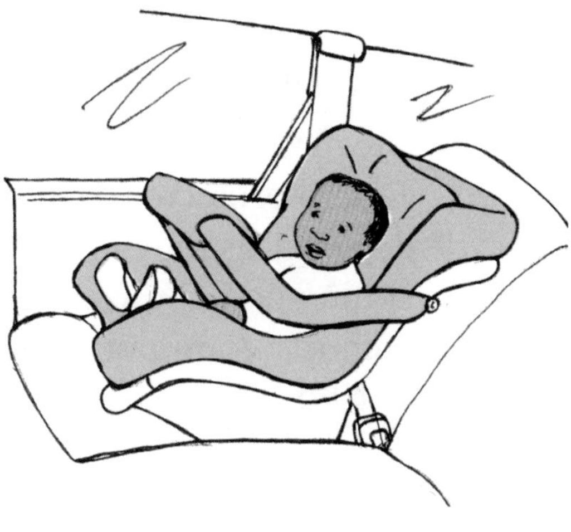

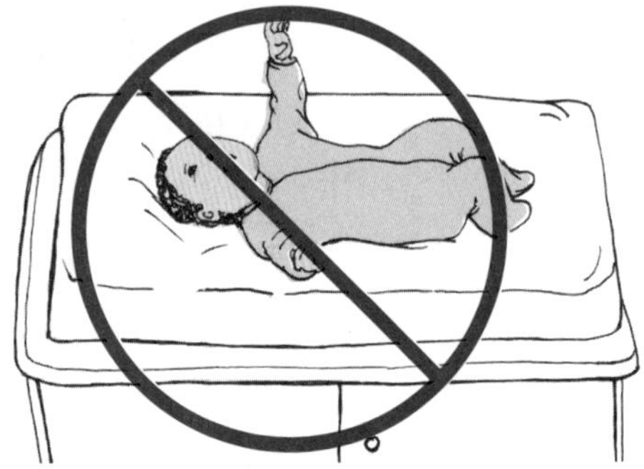

- Siempre mantenga una mano en el bebé cuando esté en la mesa donde le cambia el pañal, la cama o una silla. El niño podría voltearse y caerse.
- Baje el colchón de la cuna. Así el bebé no podrá salirse ni caerse.

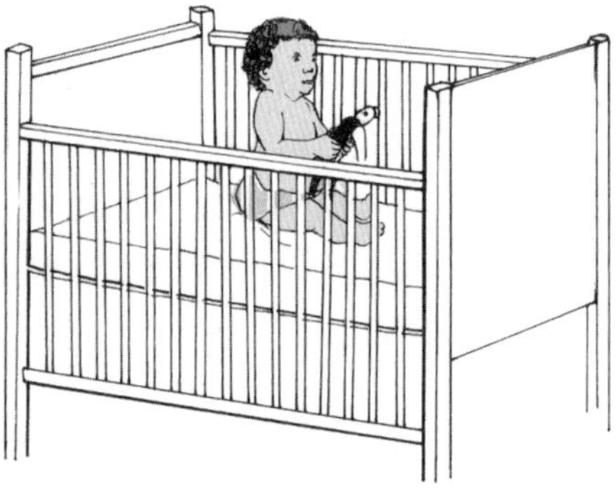

- Use rejas para niños en la parte de arriba y de abajo de la escalera.
- Use un cinturón de seguridad o un asiento infantil si pone al niño(a) en un carrito del supermercado. Nunca se aleje de él o ella si está en el carrito.
- No deje que su hijo camine o corra si tiene un objeto puntiagudo en la mano. No lo deje caminar ni correr con un cepillo de dientes en la boca o en la mano.
- Asegúrese de que su hijo(a) use equipo protector cuando haga un deporte. Es muy importante porque el niño podría caerse, golpearse o chocar contra otro niño. Para muchos deportes, el niño(a) debe usar un casco o un protector dental (vea la página 103 para aprender más sobre los protectores dentales).

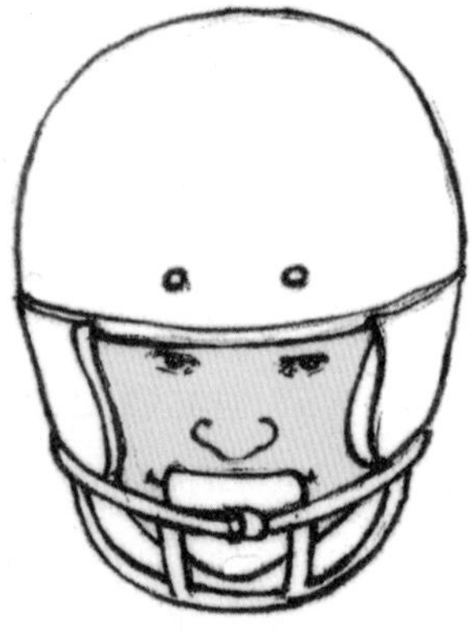

Mantenga a su hijo(a) lejos de peligro:

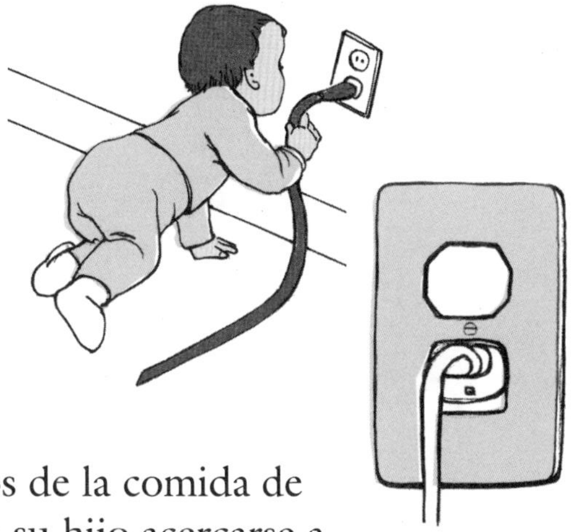

- No deje cordones de cortinas o de persianas, ni cables eléctricos donde un niño pueda acercarse a ellos.
- Cubra todos los contactos eléctricos.
- Mantenga a su hijo lejos de la comida de una mascota. No deje a su hijo acercarse a la mascota cuando ella esté comiendo.
- Ponga cierres de seguridad en cualquier gabinete al que el niño pueda acercarse. Asegúrese de cerrar con llave todos los gabinetes donde tenga medicinas, productos de limpieza, e incluso pasta de dientes y enjuague bucal.
- Mantenga las sustancias venenosas donde su hijo(a) no pueda verlas ni tocarlas. Los venenos pueden dañar a las personas, e incluso causarles la muerte, si se los tragan. Todas las siguientes sustancias pueden ser venenosas:

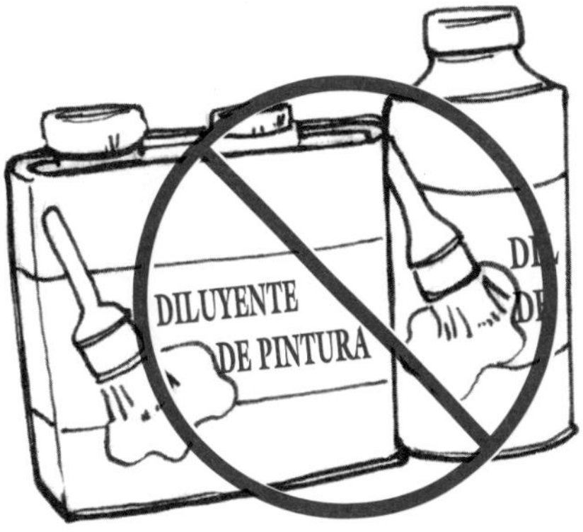

  - Productos de limpieza del hogar
  - Pintura
  - Tíner
  - Medicinas
  - Productos cosméticos o de atención a la salud, como champú y maquillaje

La boca 2

Notas

La boca

¿Qué es?

La **boca** es la parte de la cara que usamos para hablar. También la usamos para masticar alimentos y para tragar.

¿Qué veo?

En la boca ve usted dientes, encías y una lengua.

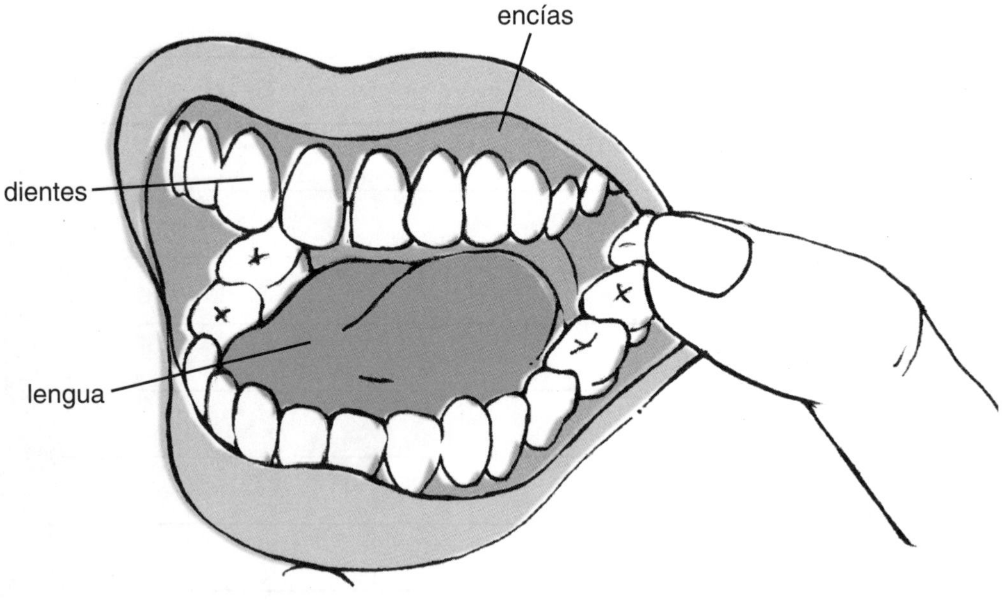

Los dientes y las muelas

¿Qué son?

Los **dientes** son las partes duras y blancas en la boca. Los usa para morder y masticar alimentos

¿Qué veo?

Se pueden ver 4 tipos distintos de dientes. Tienen diferentes formas y se usan para cosas distintas.

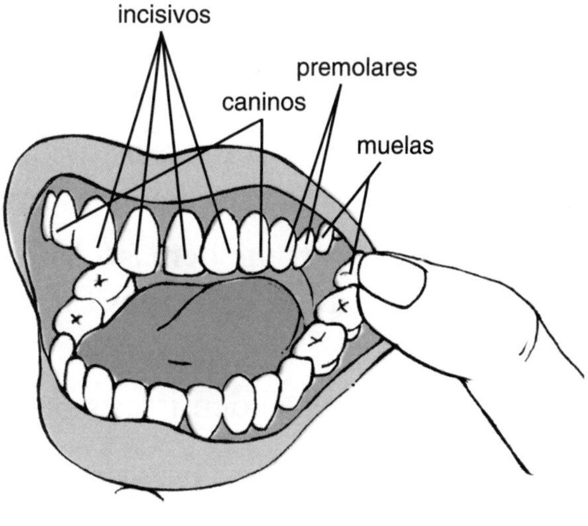

- Los **incisivos** son los 8 dientes en el frente de la boca. Tenemos 4 arriba y 4 abajo. Los usamos para morder y cortar los alimentos.
- Los **caninos** son los dientes en cada lado de los 4 dientes del frente. También se llaman **colmillos**. Los usamos para cortar los alimentos.
- Los **primeros y segundos premolares** (también llamados bicúspides) son los 2 dientes atrás de los caninos. Los usamos para machacar los alimentos.
- Las **muelas** (también llamadas molares) son los dientes grandes y anchos de atrás. Los usamos para masticar y moler los alimentos en trozos pequeños para que los podamos tragar.

¿Qué puedo hacer en casa?

- Cuídese bien los dientes. Lea este libro para saber cómo mantener las muelas y los dientes sanos.
- Use un cepillo de dientes suave para cepillar los dientes 2 veces al día con pasta de dientes que tenga fluoruro. La hora más importante de cepillarse los dientes es justo antes de dormir (vea la página 30).

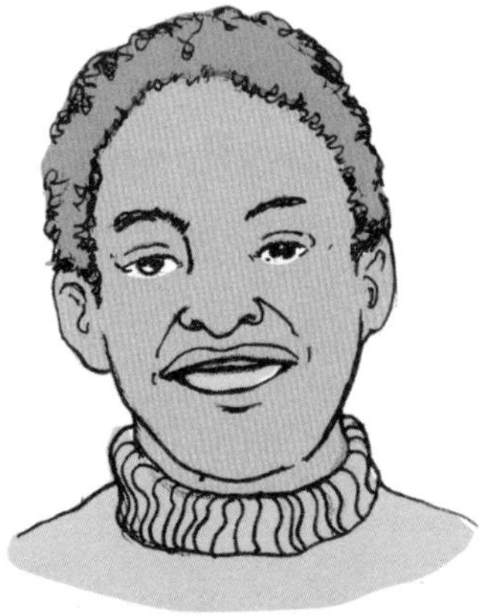

- Coma alimentos buenos para la salud y para los dientes (vea la página 46).
- Limite los bocadillos entre comidas.
- Use una prótesis (protector) bucal si juega deportes en los que se puede lastimar los dientes (vea la página 103).
- No tome demasiados alimentos que contengan mucha azúcar, como los caramelos. Evite dulces que se pegan a los dientes, que esten chiclosos (vea la página 46).
- Vaya al dentista cada 6 meses.

¿Cuándo debe llamar a un dentista?

Llame a un dentista si:

- tiene dolor en la boca, los dientes o las muelas.
- se rompe, despostilla o se lastima los dientes o muelas.

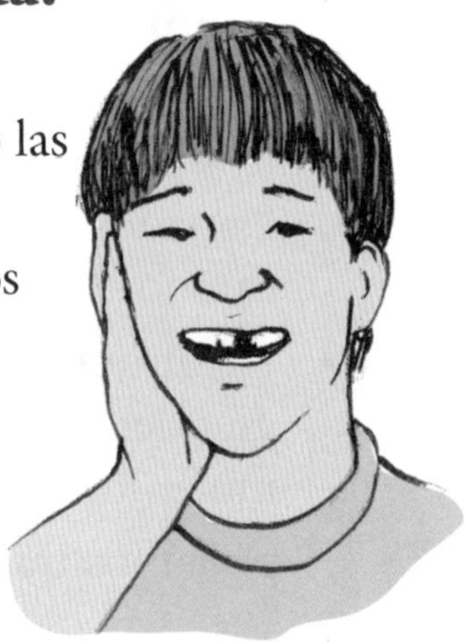

Vaya al dentista cada 6 meses, aunque no le duela ningún diente ni ninguna muela. Esto se llama una **revisión**.

¿Qué más debo saber?

Las personas tienen 2 juegos de dientes en la vida. Los primeros dientes se llaman **dientes de leche**. Se caerán. Aunque estos dientes se caen, es necesario mantenerlos saludables.

Una vez que se caen los dientes de leche, salen **dientes permanentes (de adultos)**. Si se pierde un diente o una muela adulta o se extrae, no crecerá otra para reemplazarla.

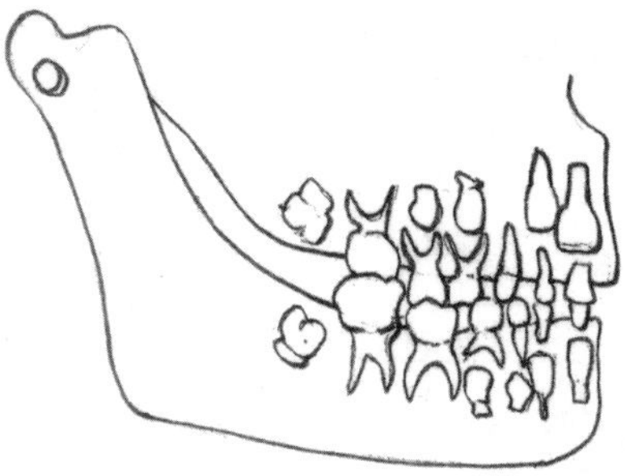

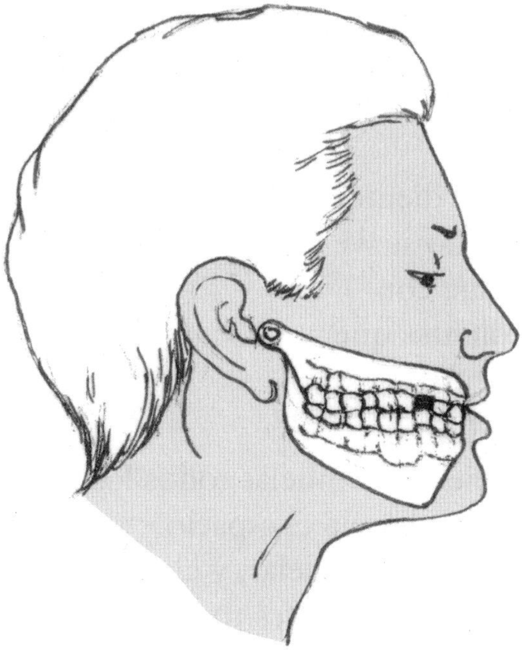

Las encías

¿Qué son?

Las **encías** son la parte de color rosa alrededor de los dientes.

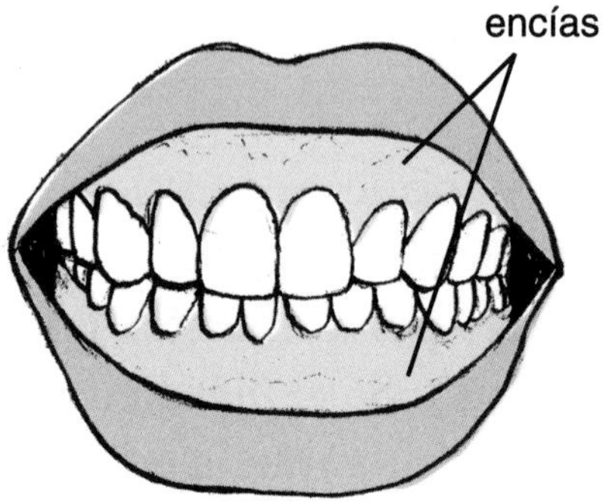

¿Qué veo?

Casi todas las encías son carnosas y de color rosa. También pueden ser rojas o de color café / marrón.

¿Qué puedo hacer en casa?

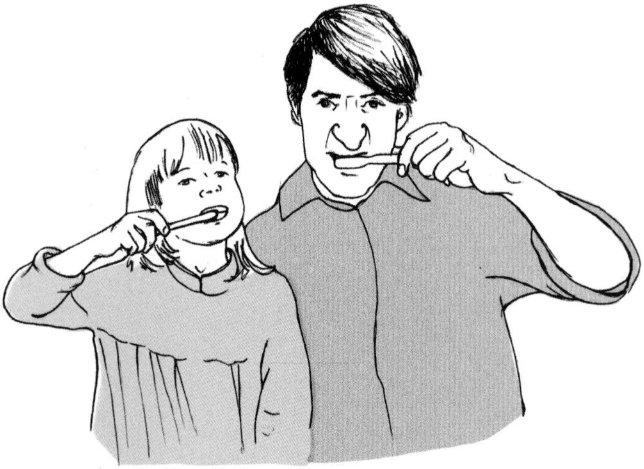

- Cepíllese los dientes con un cepillo suave 2 veces al día con pasta de dientes que tenga fluoruro.
- Pase **hilo dental entre** los dientes y muelas todos los días. Cuando pasa el hilo dental, se limpia el espacio entre los dientes y muelas, y el sitio en el que los dientes tocan las encías. Use un hilo que se llama hilo dental. Aprenda más sobre la manera de usar el hilo dental en la página 36.

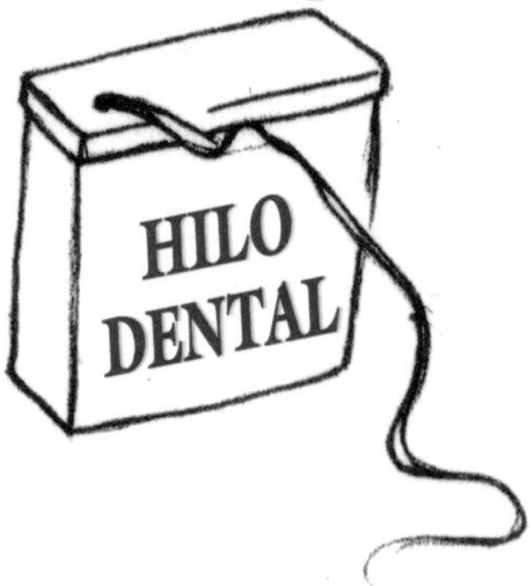

¿Cuándo debo llamar a un dentista?

Llame a un dentista si:

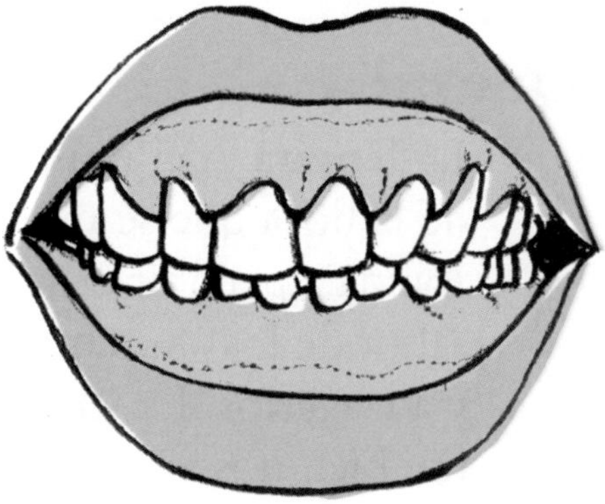

- las encías se agrandan o se hinchan.
- las encías se enrojecen mucho.
- las encías duelen.
- las encías sangran.

Vaya al dentista a una revisión cada 6 meses. Hágalo aunque los dientes y las encías no le duelan.

¿Qué más debo saber?

Las encías sanas ayudan a mantener los dientes en su lugar. Mantenga los dientes y las encías sanas para mantener el cuerpo sano.

La lengua

¿Qué es?

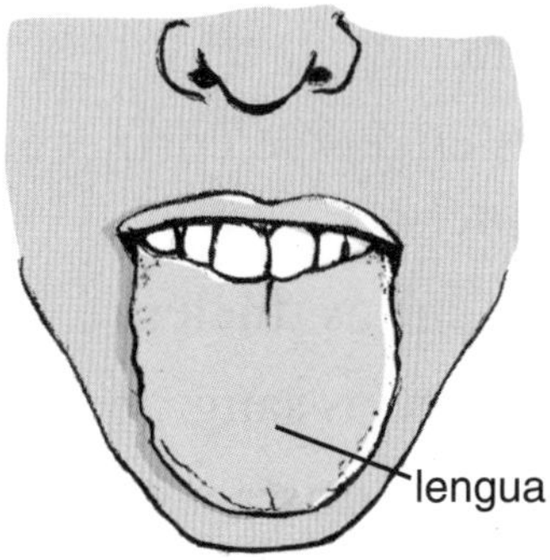

La **lengua** es el músculo de la boca que se mueve. Ayuda a percibir el sabor de los alimentos y a tragarlos. La lengua también nos ayuda a hablar.

¿Qué veo?

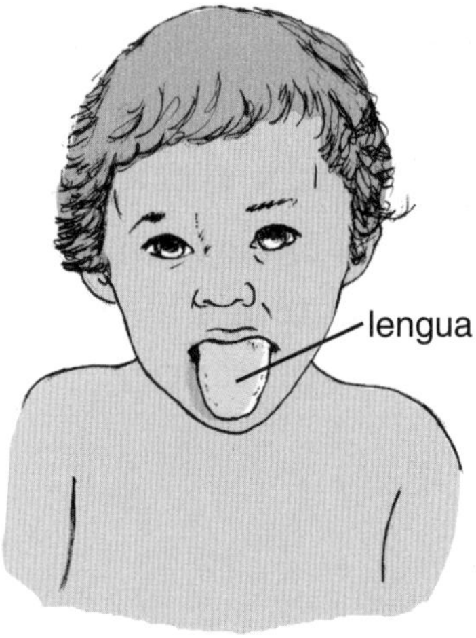

La lengua se ve distinta en cada persona. Algunas lenguas son suaves y de color rosa. Algunas tienen hendiduras o grietas. Otras se ven como un mapa con marcas blancas.

¿Qué puedo hacer en casa?

- Mantenga la lengua limpia y sana, igual que los dientes, muelas y encías.
- Use un cepillo de dientes o un **raspador de la lengua** para limpiar la lengua (vea la página 41).

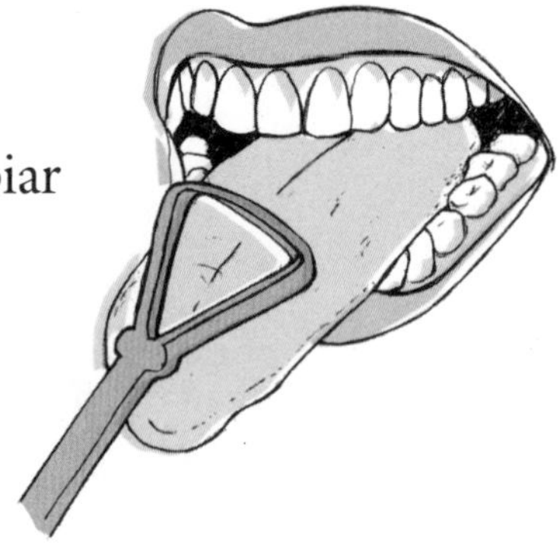

¿Cuándo debo llamar al dentista?

Llame al dentista si:

- ve úlceras rojas o blancas en la lengua. Pueden estar arriba, abajo o a los lados de la lengua. Llame al dentista aunque las úlceras no le duelan.
- la lengua se ve o se siente distinta de lo habitual.
- la lengua está inflamada o duele.

¿Qué más debo saber?

Algunas personas tienen una lengua que parece el mapa de un país. A esto se le llama lengua geográfica. No duele; únicamente se ve diferente. Si tiene una lengua geográfica, tendrá manchas rojas con orillas blancas. La parte de en medio de la lengua podría ser más roja que los lados de la lengua.

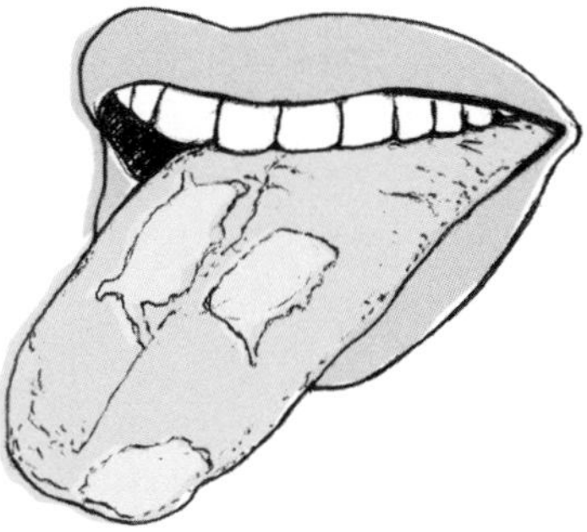

Algunas personas tienen una lengua con hendiduras. A esto se le llama lengua agrietada. Si tiene este tipo de lengua, parece como si estuviera arrugada. Tendrá algunas hendiduras profundas y otras superficiales. No duele. No se contagia de otra persona; algunas personas solo nacen así. Las grietas no desaparecen.

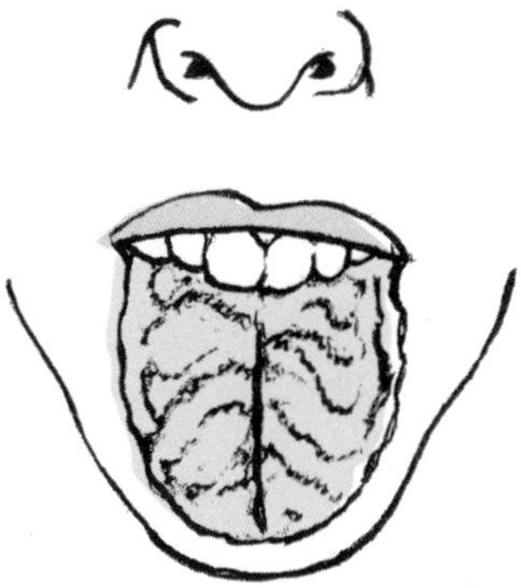

Los dientes y las encías 3

Notas

Caries

¿Qué es?

Una **caries** es un agujero en un diente o una muela. También se llama **picadura de dientes** o muelas. Es cuando los dientes están dañados por una infección.

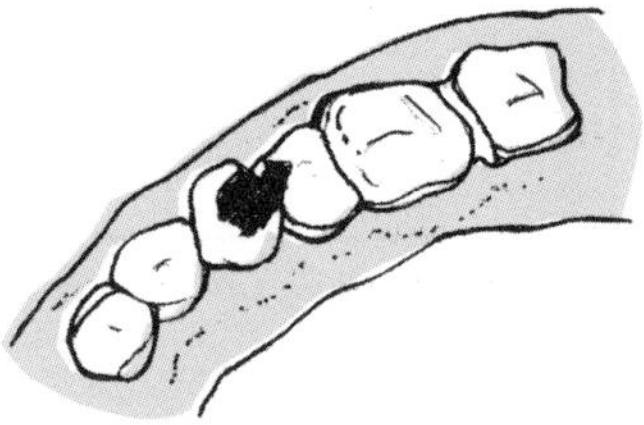

¿Qué veo?

Una caries podría verse más blanca que el resto del diente. Podría verse un agujero negro, color café o amarillo. Algunas veces no se ve nada, pero se siente dolor en un diente o muela. El dentista podría tener que tomar una imagen (**radiografía**) del diente para ver la caries.

¿Qué puedo hacer en casa?

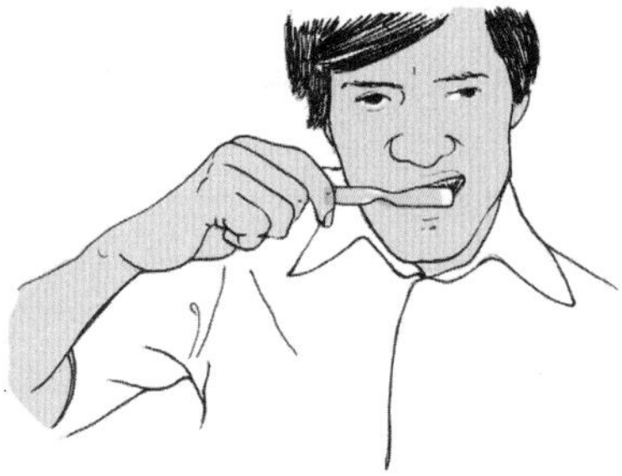

- Cuídese bien los dientes para evitar las caries
- Cepíllese los dientes con un cepillo suave dos veces al día con pasta de dientes que contenga fluoruro. Cepíllese los dientes al levantarse en la mañana y antes de acostarse en la noche (vea la página 30).
- Pase el hilo dental entre los dientes y las muelas al menos una vez al día (vea la página 36).
- Vaya al dentista para una revisión cada seis meses.
- Coma alimentos que sean buenos para la salud. No coma alimentos muy dulces, como caramelos. Limite los bocadillos entre comidas (vea la página 46).

- Vaya al dentista si cree que tiene una caries. La caries no se puede arreglar en casa.

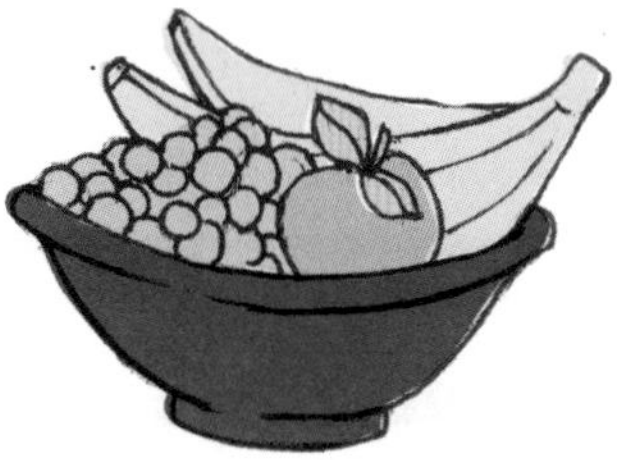

¿Cuándo debo llamar al dentista?

Llame al dentista si:

- le duele el diente o la muela cuando come algo caliente, frío o dulce.
- le duele el diente o la muela cuando mastica.
- se le queda la comida atrapada entre los dientes o las muelas y no la puede sacar.
- ve un agujero en el diente o la muela, o lo siente con la lengua.

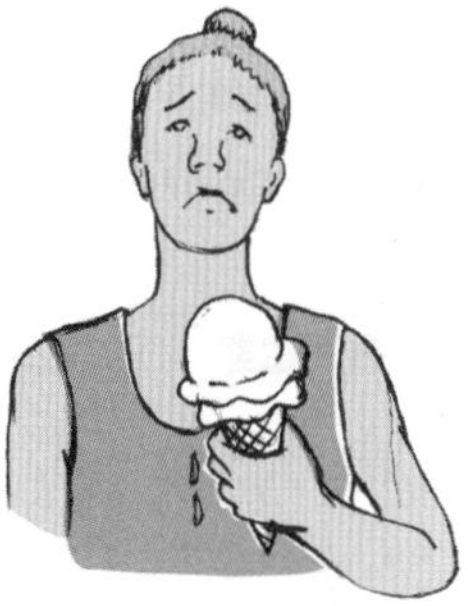

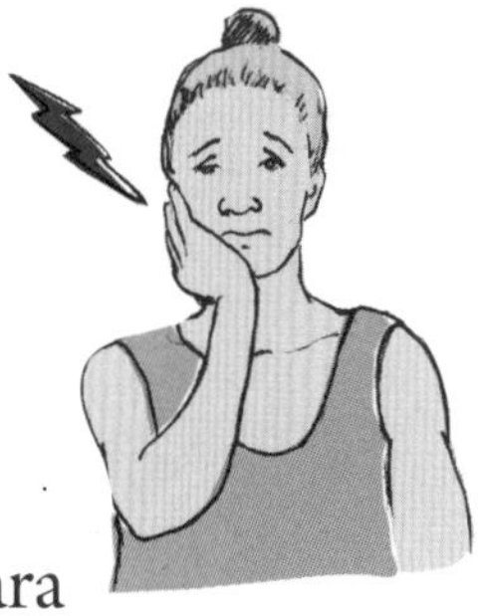

Vaya al dentista cada 6 meses para una revisión. El dentista hará una examinación para asegurarse de que usted no tenga caries.

¿Qué más debo saber?

Los alimentos que contienen azúcar provocan caries. Tener más azúcar en la boca ayuda a producir más gérmenes. Los gérmenes en la boca hacen ácidos que destruyen los dientes. Esto puede llegar a hacer un agujero en el diente o la muela.

Las personas pueden tener caries a cualquier edad.

Una caries podría no causar dolor hasta no estar más grande. Esta es otra razón para ir al dentista cada 6 meses. El dentista puede arreglar una caries a tiempo, cuando todavía es pequeña.

Gingivitis

¿Qué es?

La **gingivitis** es cuando se infectan las encías. Esto puede suceder si hay demasiada placa bacteriana alrededor de los dientes.

¿Qué veo?

Las encías podrían verse rojas e hinchadas. Podrían sangrar fácilmente y doler o estar muy sensibles.

¿Qué puedo hacer en casa?

- Llame al dentista si las encías están rojas, hinchadas, muy sensibles o sangran.
- Cepíllese los dientes con un cepillo suave 2 veces al día y pase el hilo dental entre los dientes y las muelas 1 vez al día. Esto puede ayudar a prevenir la gingivitis.
- Tómese tiempo adicional para masajear las encías con uncepillo suave una vez al día. Esto elimina la placa bacteriana que causa gingivitis. Moje el cepillo con agua tibia y masajee suavemente el área en la que se unen los dientes y las muelas con las encías. Las encías podrían sentirse muy sensibles, y usted podría notar un poco de sangrado al principio. No se asuste. Es importante cepillarse con mucha suavidad al masajear las encías. Si las encías siguen sangrando, hable con su dentista.
- Enjuáguese la boca con agua de sal. Esto ayuda a quitar lo hinchado y a desinflamar.

- Las encías estarán mucho mejor en aproximadamente 2 semanas.

¿Cuándo debo llamar al dentista?

Llame al dentista si:

- le sangran mucho las encías y están muy sensibles.
- no se mejoran las encías después de 2 semanas.

Vaya al dentista para una revisión cada 6 meses. El dentista va a examinarle los dientes y muelas y los va a limpiar. Esto hará que sus encías se mantengan sanas. Puede usted pedirle al dentista que le enseñe cómo masajear las encías.

¿Qué más debo saber?

La gingivitis puede causar enfermedad de las encías. Comer saludablemente le ayuda a las encías a mantenerse sanas (vea la página 46). Lavarse los dientes y masajear las encías también hará que las encías se mantengan sanas. Algunas enfermedades pueden causar problemas de encías. El dentista podría referirlo al médico si las encías no se alivian.

Enfermedad de las encías

¿Qué es?

La **enfermedad de las encías** es cuando se infectan las encías. Esto puede afectar los huesos que sostienen a los dientes y a las muelas en su lugar.

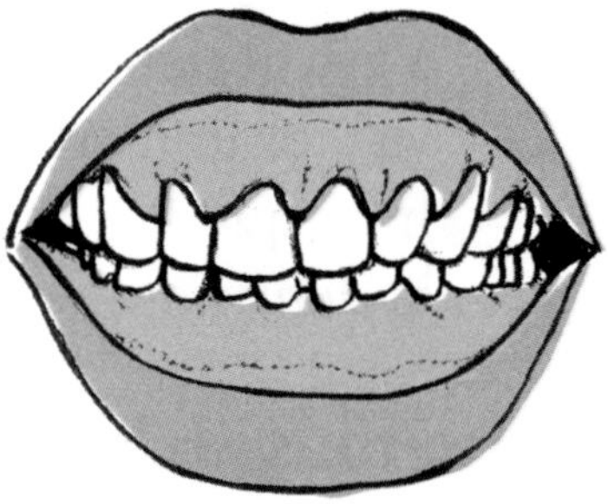

¿Qué veo?

Las encías podrían verse rojas y abultadas. Podrían sangrar y doler fácilmente. Podría usted tener mal aliento.

Usted podría no ver ni sentir que tiene enfermedad de las encías hasta que las encías y el hueso ya se hayan dañado.

¿Qué puedo hacer en casa?

- Detenga la enfermedad de las encías antes de que empiece.
- Cepíllese los dientes con un cepillo suave dos veces al día y pase hilo dental entre los dientes y las muelas todos los días.
- Deje de fumar.

¿Cuándo debo llamar al dentista?

Llame al dentista si:

- cree que podría tener enfermedad de las encías. Un dentista le puede ayudar.
- siente un diente flojo o una muela floja (un diente permanente).

- nota un espacio entre un diente o muela y las encías.
- tiene dolor, hinchazón, o sangrado de las encías.

Vaya al dentista cada 6 meses para una revisión. El dentista examinará si tiene enfermedad de las encías y le limpiará los dientes. Esto ayudará a mantener sanas las encías.

¿Qué más debo saber?

La enfermedad de las encías es más seria que la gingivitis. Si usted tiene enfermedad de las encías, los tratamientos son más invasivos. Podría tener que tomar antibióticos, necesitar que le recorten parte de las encías o que le extraigan un diente o una muela.

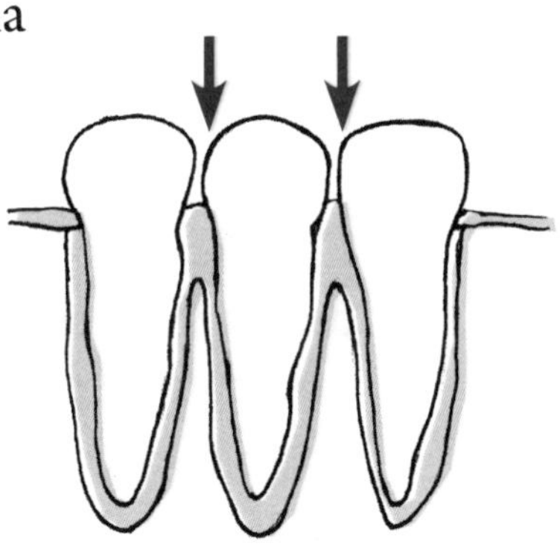

El dentista medirá el espacio entre los dientes y las encías. Hay una pequeña bolsa (espacio) entre la línea de la encia y el diente o la muela.

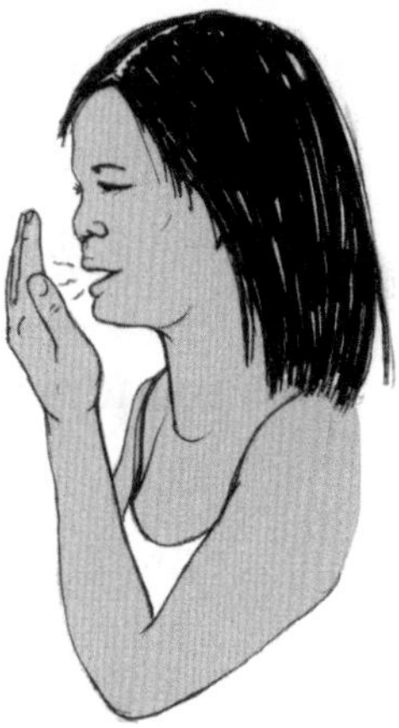

Si las encías están sanas, el espacio no es profundo. Un espacio o bolsa profunda tiene más gérmenes y es más difícil de limpiar. Esto puede causar enfermedad de las encías.

Usted podría perder los dientes si no atiende la enfermedad de las encías. Los dientes pueden aflojarse tanto que no puede usarlos para masticar. Se pueden caer, o el dentista podría tener que extraerlos.

La enfermedad de las encías puede causar mal aliento.

Placa bacteriana

¿Qué es?

La **placa bacteriana** es una capa suave y pegajosa de gérmenes en las encías y los dientes. Está compuesta de gérmenes, saliva, y azúcares y almidones de los alimentos. Siempre se forma y crece en la boca.

¿Qué veo?

Es difícil ver la placa bacteriana. Puede ser del mismo color de los dientes. Puede sentirse un poco erizado. Hay una prueba que puede hacer para saber cuánta placa bacteriana tiene. El dentista le puede dar una pastilla que usted mastica. La placa bacteriana se vuelve de color rosado o morado para que pueda verla.

¿Qué puedo hacer en casa?

- Cepíllese los dientes con un cepillo suave dos veces al día y pase hilo dental entre los dientes y las muelas todos los días. Cepillarse y limpiar con hilo dental es la mejor manera de deshacerse de la placa bacteriana.
- No coma demasiados alimentos que tengan mucha azúcar.

¿Cuándo debo llamar al dentista?

Vaya al dentista cada 6 meses para una revisión. Pídale al dentista que le enseñe a cepillarse los dientes y a limpiarlos con hilo dental de la manera adecuada para deshacerse de la placa bacteriana.

¿Qué más debo saber?

La placa bacteriana produce caries, gingivitis y enfermedad de las encías. También puede provocar mal aliento.

El hecho de usar solamente enjuague bucal no sirve para eliminar la placa bacteriana.

Si la placa bacteriana se queda en los dientes, puede endurecerse y convertirse en **sarro** (vea la siguiente página).

Sarro

¿Qué es?

El **sarro** es el material duro que se forma en los dientes. Está compuesto de los minerales de la saliva. La placa bacteriana puede endurecerse hasta convertirse en sarro.

¿Qué veo?

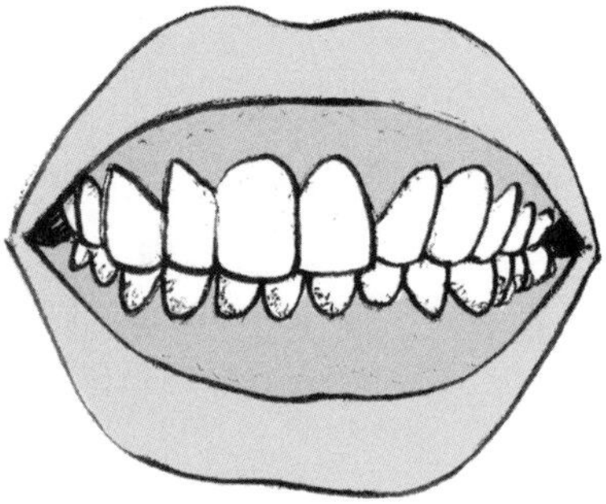

Podría ver en los dientes un material duro, quebradizo y/o cubierto por una costra. A menudo se puede ver en la línea de la encía detrás de los dientes de enfrente de abajo. Podría no verla. También se puede formar debajo de la línea de la encía.

¿Qué puedo hacer en casa?

- Cuídese bien los dientes. Cepíllese los dientes con un cepillo suave dos veces al día y pase hilo dental entre los dientes y las muelas todos los días. Esto evitará que se forme el sarro.
- Use una pasta de dientes que "controle el sarro" o un enjuague bucal si el dentista se lo indica.
- Vaya al dentista para revisiones regulares. El sarro no se elimina solamente con el cepillo de dientes, pero el dentista sí puede quitarlo.

¿Cuándo debo llamar al dentista?

Vaya al dentista cada 6 meses para una revisión. Él le quitara el sarro cuando le limpie los dientes.

¿Qué más debo saber?

Los gérmenes viven y crecen en el sarro. El sarro debajo de la línea de la encía puede causar enfermedad de las encías.

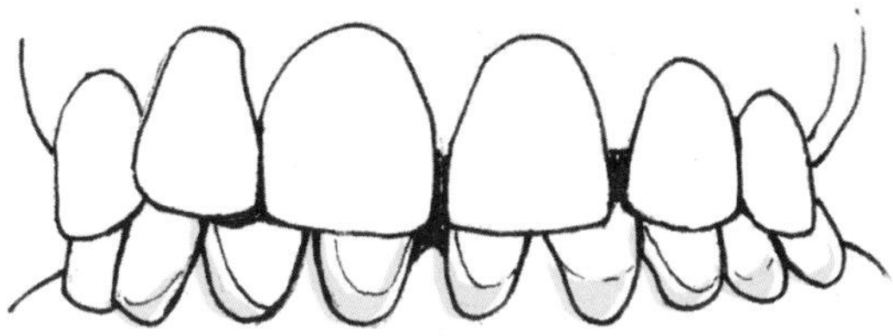

antes

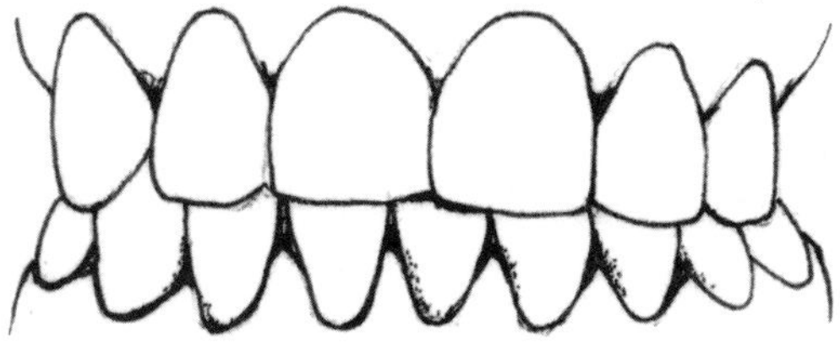

después

Cuidado y limpieza de los dientes

4

Notas

Cepillo y cepillado de dientes

¿Qué es?

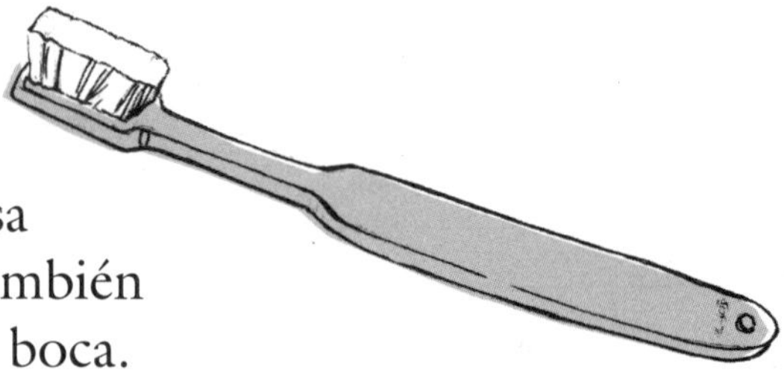

Un cepillo de dientes es un pequeño cepillo con un mango largo. Se usa para lavarse los dientes. También elimina los gérmenes de la boca.

¿Sabía usted?

Las cerdas de un cepillo de dientes pueden ser suaves, medianas o duras. Las mejores son las suaves. Dicen "suave" en la envoltura o en el cepillo. Las cerdas medianas y duras pueden lastimarle los dientes y las encías.

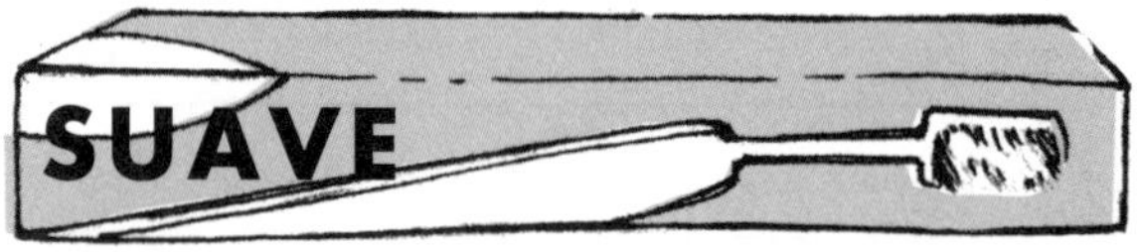

¿Cómo uso un cepillo de dientes?

- Sujételo del mango. Humedezca las cerdas y ponga un poco de pasta de dientes sobre ellas. Use pasta que contenga fluoruro porque ayuda a que los dientes se mantengan fuertes. Ponga únicamente una pizca de pasta en el cepillo de los niños de 2 a 3 años. Use una cantidad de pasta equivalente al tamaño de un garbanzo para los niños mayores de 3 años y los adultos.

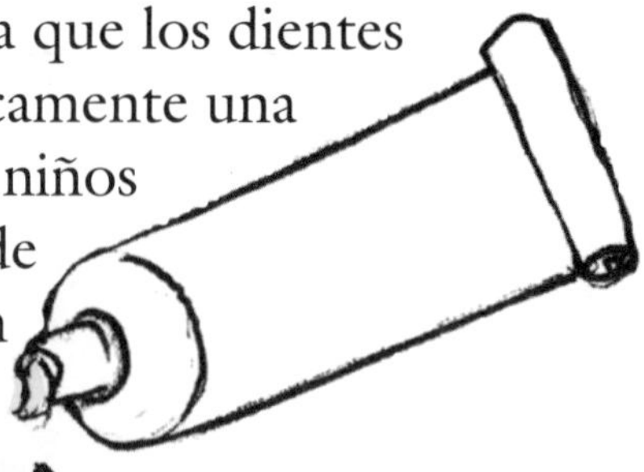

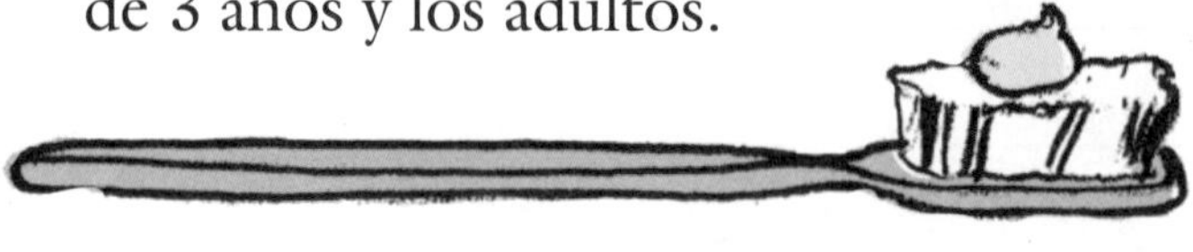

Cepillo y cepillado de dientes

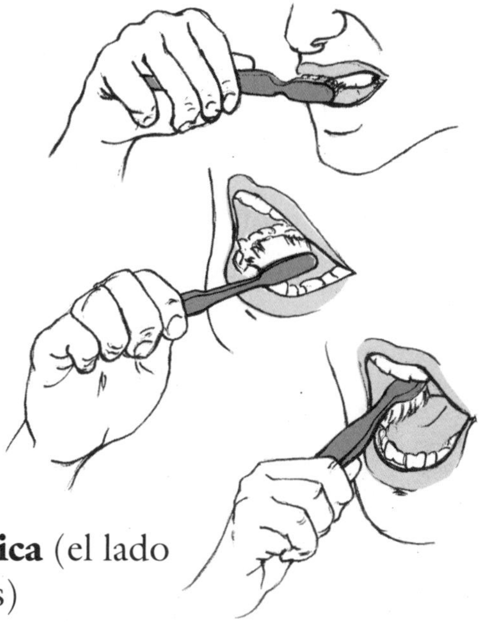

Cepíllese los dientes y las encías suavemente.

- Cepíllese los 3 lados de los dientes:
  1. El **lado de la mejilla** (el más cerca de la mejilla y los labios)
  2. El **lado de la lengua** (el más cerca de la lengua)
  3. El **lado en el que mastica** (el lado que tritura los alimentos)

Cuando cepille el lado de la mejilla y el lado de la lengua: Cepille los lados de los dientes y la línea de encía suavemente. Mueva el cepillo en forma de pequeños círculos. Asegúrese de cepillarse la parte de atrás de los dientes de enfrente. Voltee el cepillo en distintas direcciones para llegar a todos los dientes y las muelas.

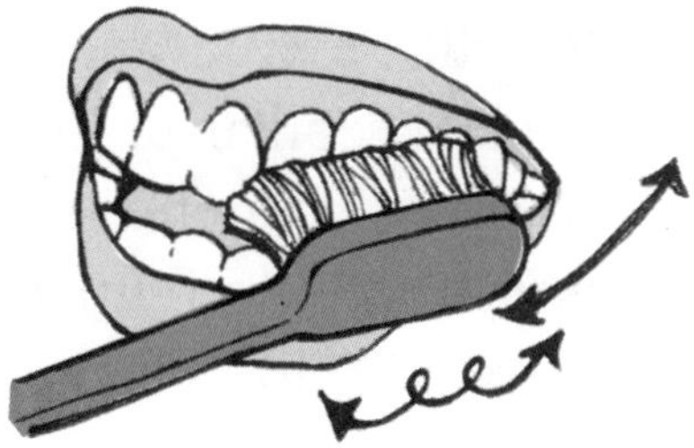

Cuando cepille el lado en el que mastica: Coloque el cepillo sobre el sitio donde el diente o la muela mastica. Cepíllese hacia adelante y hacia atrás.

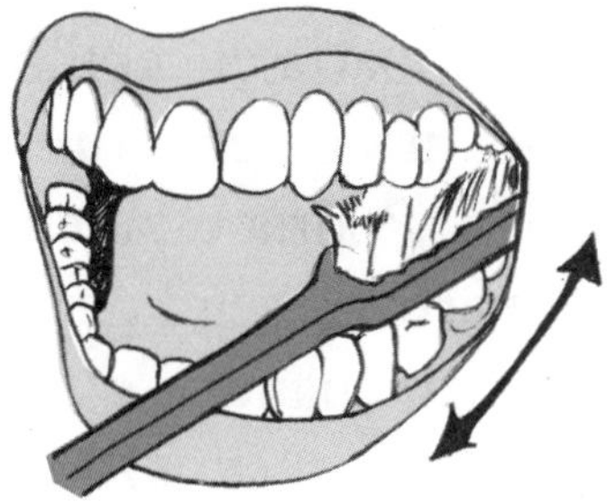

- Cepíllese los dientes durante 2 minutos 2 veces al día. Use un reloj para saber cuánto tiempo se tarda en lavarse los dientes. Puede cepillarse mientras escucha una canción entera en el radio.
- Después de cepillarse los dientes, escupa la pasta. Enjuáguese la boca con agua y vuelva a escupir. Enjuague el cepillo de dientes y póngalo de pie para que pueda secarse.
- Cepíllese los dientes al levantarse en la mañana y antes de acostarse en la noche.

¿Qué más debo saber?

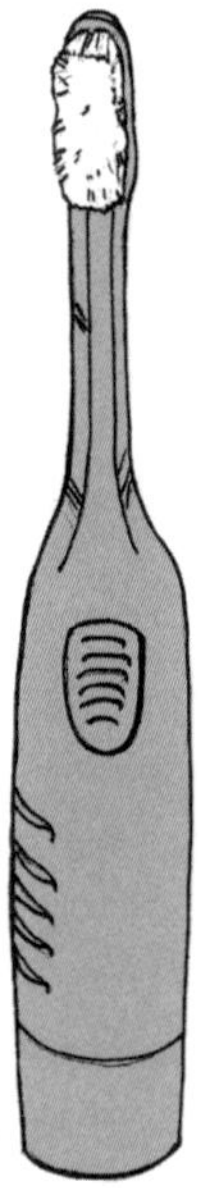

Los niños y los adultos usan cepillos de dientes de distinto tamaño. Los niños tienen la boca y los dientes más pequeños.

Algunos cepillos usan baterías. Se llaman cepillos eléctricos. La corriente eléctrica hace que las cerdas del cepillo se muevan en distintas direcciones y le ayuda a cepillarse. Los cepillos eléctricos son buenos si tiene problema al usar un cepillo regular. Pregúntele al dentista que tipo de cepillo de dientes es mejor para usted.

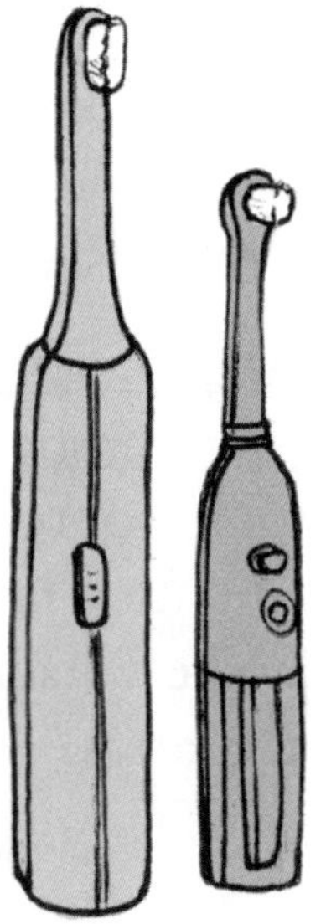

No comparta el cepillo de dientes con nadie, ni siquiera con alguien de la familia. Podría esparcir gérmenes si comparte su cepillo de dientes. Si se enferma, cuando se alivie use un cepillo de dientes nuevo. Así no volverá a enfermarse con los gérmenes que dejó en el cepillo de dientes anterior.

Cepillo y cepillado de dientes

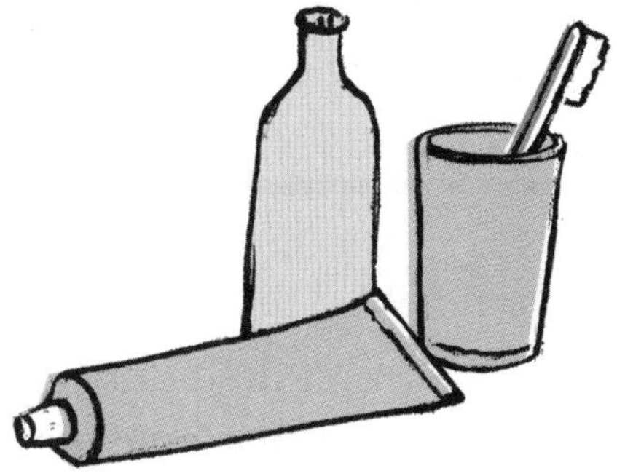

Cuando termine de cepillarse los dientes, guarde el cepillo de pie, para que pueda secarse. No deje que dos cepillos se toquen.

Los adultos deben cambiar el cepillo de dientes por uno nuevo cada 3 meses. Compre uno antes si las cerdas empiezan a perder la forma.

Las cerdas pueden perder rápido la forma si uno no se cepilla de la manera correcta. Los niños necesitan un cepillo de dientes nuevo con más frecuencia que los adultos. Los desgastan más rápidamente. Dele a su hijo(a) un cepillo nuevo cuando las cerdas se vean desgastadas, o cada 2 meses, lo que ocurra primero.

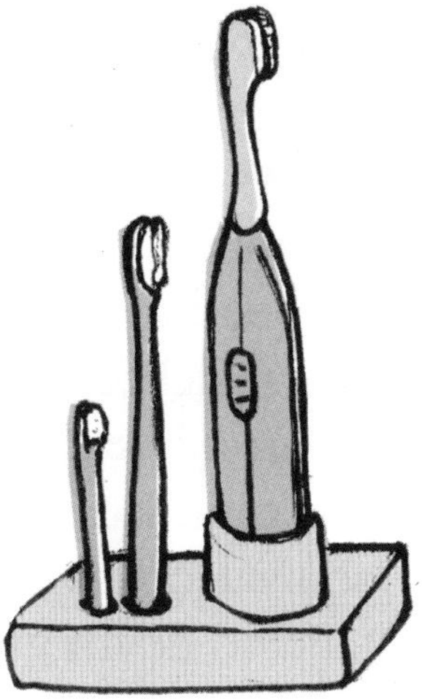

Debe sacar todos los residuos de alimentos de los dientes antes de irse a dormir. No coma nada en las noches después de cepillarse los dientes.

Pasta de diente

¿Qué es?

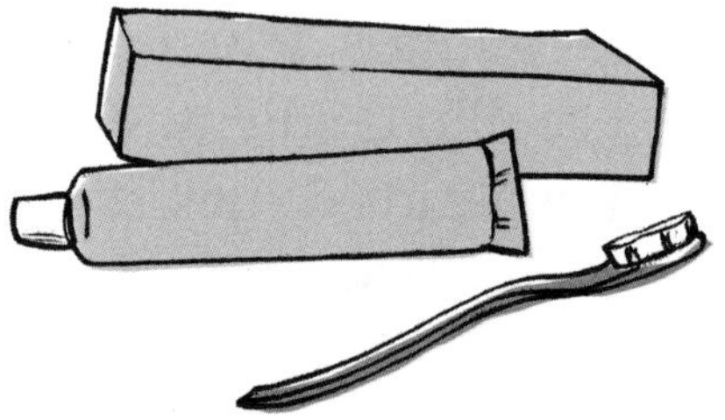

La pasta de dientes es lo que se pone en el cepillo de dientes para ayudar a lavar los dientes. Viene en un tubo o en surtidor. Quita las manchas y se deshace de los gérmenes. La pasta de dientes con fluoruro también ayuda a prevenir caries. Las caries son agujeros en los dientes o en las muelas (vea la página 18).

¿Cómo uso la pasta de dientes?

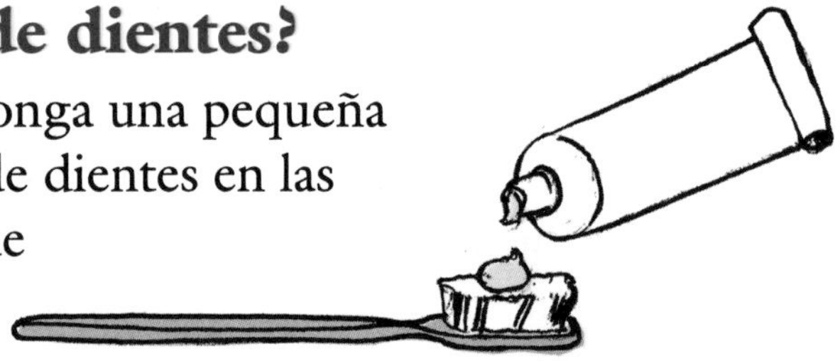

- Oprima el tubo. Ponga una pequeña cantidad de pasta de dientes en las cerdas del cepillo de dientes. Use una cantidad equivalente al tamaño de un garbanzo. Para niños de 2 a 3 años de edad, use una menor cantidad, solamente una pizca.
- Cepíllese correctamente (vea la página 31).

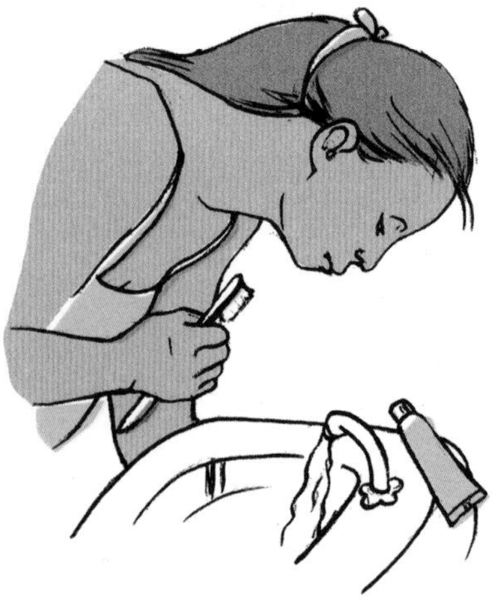

- La pasta de dientes debe formar espuma (pequeñas burbujas o espuma de jabón). La espuma debe cubrir todos los dientes y muelas.
- Escupa la pasta de dientes cuando termine de cepillarse. Enjuáguese la boca con agua para que salga toda la pasta de dientes. No se la trague.
- Enjuague el cepillo de dientes.

¿Qué más debo saber?

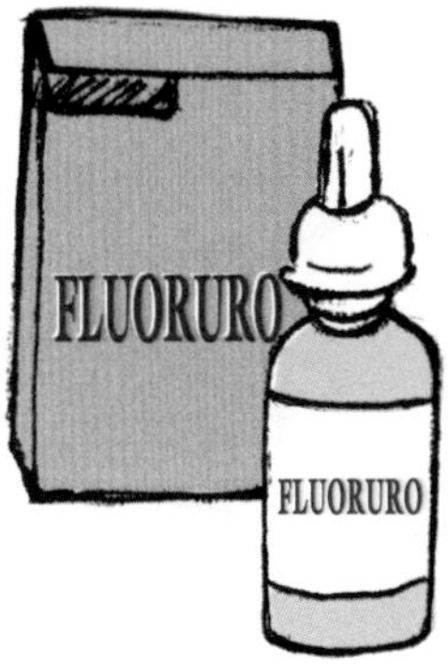

Casi todas las pastas de dientes tienen un mineral que se llama fluoruro. Este fortalece los dientes y previene las caries. Lea más sobre el fluoruro en la página 52.

Los adultos y los niños mayores deben usar pasta de dientes que contenga fluoruro. Pero es importante que la escupan. El fluoruro no es bueno si se traga. Los niños que son demasiado pequeños para saber escupir no deben usar pasta de dientes con fluoruro.

Use una pasta de dientes que esté aceptada por la Asociación Dental Estadounidense (ADA). Tendrá esas palabras en la caja o dirá "ADA Accepted".

ADA
ACCEPTED
American Dental Association ®

Hilo dental

¿Qué es?

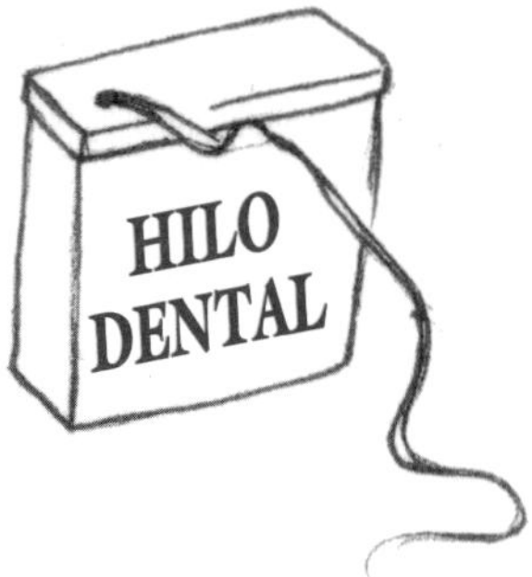

El **hilo dental** es un cordón delgado que se usa para limpiar el área entre los dientes y las muelas. Se usa para limpiar los lados de un diente o muela que están junto al diente de adelante o de atrás de él. Un diente o una muela tiene 5 lados. El lado que mastica (el de arriba), el lado de la mejilla, y el lado de la lengua. Los otros dos lados son los que tocan el diente o la muela de adelante y de atrás.

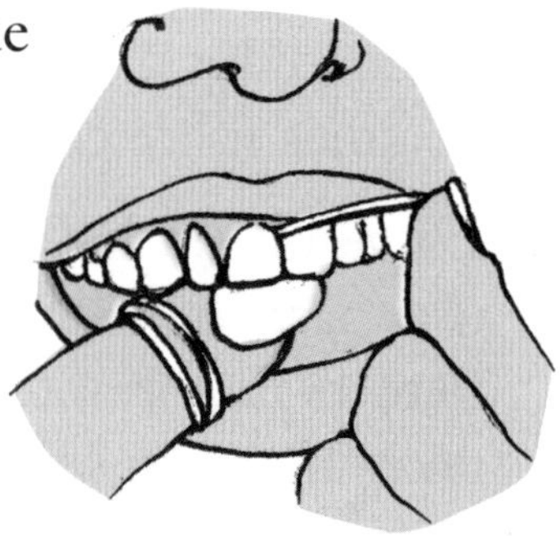

¿Sabía usted?

El hilo dental llega a donde el cepillo de dientes no alcanza a llegar. Limpia entre los dientes y debajo de la encía. Ayuda a deshacerse de los restantes de alimentos entre los dientes. Ayuda a eliminar los gérmenes que causan caries y enfermedad de las encías.

Hay distintos tipos de hilo dental. Está bien usar cualquiera tipo de hilo dental.

- La **cinta dental** es ancha, como una pequeña tira. La cinta dental ancha es buena si tiene huecos grandes entre los dientes.
- Otros hilos dentales son como hilos delgados para espacios más pequeños.

- El **hilo dental encerado** está cubierto con cera. Eso hace que se deslice más fácilmente dentro de los pequeños espacios entre los dientes.
- También hay hilo dental con sabor a menta.

¿Cómo se usa el hilo dental?

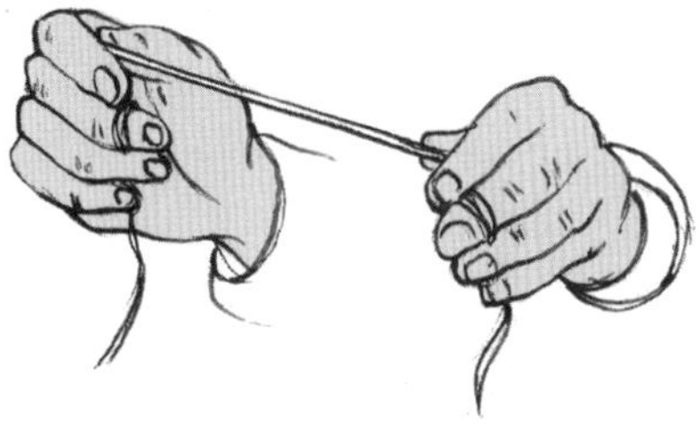

- Saque aproximadamente 18 pulgadas (40-50 cm) de su envase, o sea, más o menos del largo de la yema de los dedos hasta el codo. El envase generalmente tiene una parte filosa para cortar el hilo dental una vez que se jala hacia afuera.
- Dele vueltas al hilo dental suavemente alrededor del dedo medio en cada mano.
- Separe las manos unos cuantos centímetros. Sostenga el hilo dental en línea recta con ambas manos.
- Use el dedo índice para deslizar suavemente el hilo dental entre los dientes y muelas. Mueva el hilo hacia atrás y hacia adelante hasta que toque suavemente la encía.

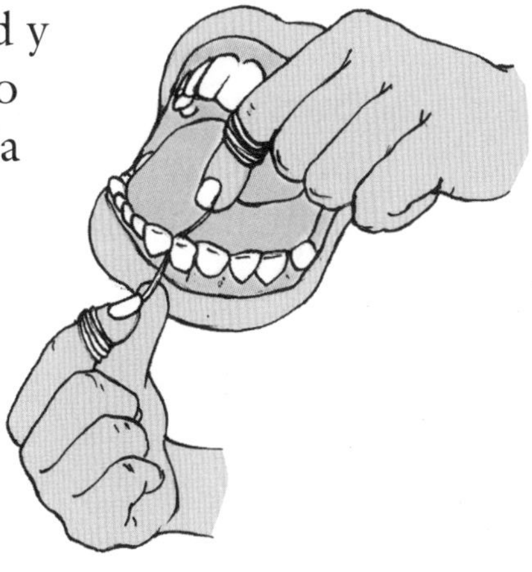

- Mueva el hilo dental con suavidad y no muy profundamente. Nunca lo presione con fuerza, ya que podría cortarse la encía.
- Deslice el hilo dental en forma de "C" a medida que sigue la forma del diente o muela. Mueva el hilo dental hacia arriba y hacia abajo. No lo frote de lado a lado como si estuviera sacando brillo a los zapatos.

- Siga la línea del diente o muela. Mueva el hilo dental hasta el punto justo debajo de la línea de la encía. Use el hilo dental lenta y suavemente.
- Asegúrese de usar el hilo dental atrás de la última muela de cada lado.
- Pregúntele al dentista cómo usar el hilo dental correctamente.

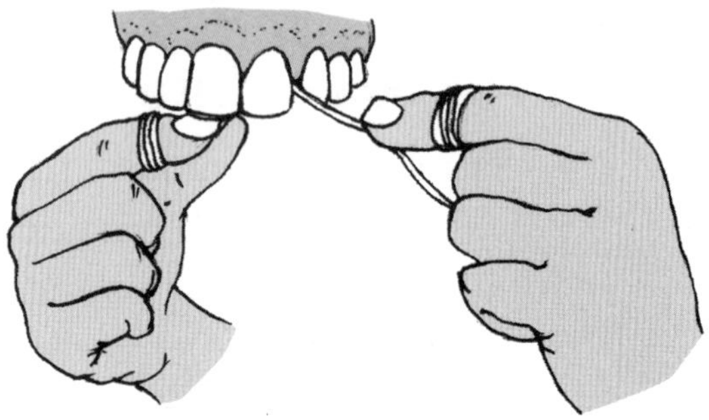

¿Qué más debo saber?

Usar el hilo dental es tan importante como cepillarse los dientes. Debe usarlo una vez al día. No deberían ser más de 2 o 3 minutos. No lo haga de prisa.

El hecho de usar hilo dental podría hacer que sangraran un poco las encías al principio. Las encías dejarán de sangrar y se curarán. Si las encías no dejan de sangrar o si le duelen mucho, llame a su dentista.

Podría no ser fácil usar hilo dental. No se dé por vencido. Podría llevarle 2 semanas aprender a usarlo correctamente. Si es demasiado difícil usar los dedos, pruebe con un porta hilo dental. Es un pequeño instrumento que sostiene el hilo dental. Algunas personas lo encuentran más fácil de usar.

Enjuague bucal

¿Qué es?

El enjuague bucal es un liquido. Se retiene en la boca, se hacen buches y se escupe. Ayuda a quitar los gérmenes y a mantener la boca más sana. También ayuda a que el aliento tenga un mejor olor durante un rato.

¿Cómo uso el enjuague bucal?

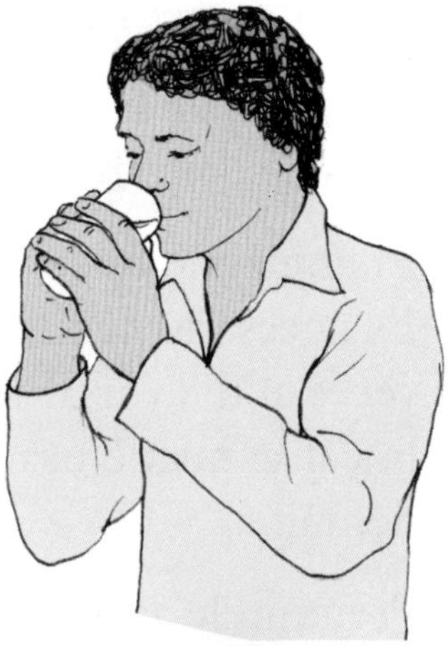

- Vacíe un poco de enjuague bucal en un vaso, y páselo a la boca.
- Haga buches en toda la boca durante 30 segundos y luego escúpalo.
- Puede usar el enjuague bucal antes o después de cepillarse los dientes y de usar hilo dental. Si lo desea, puede enjuagarse con agua sola después de usar hilo dental y de cepillarse los dientes.

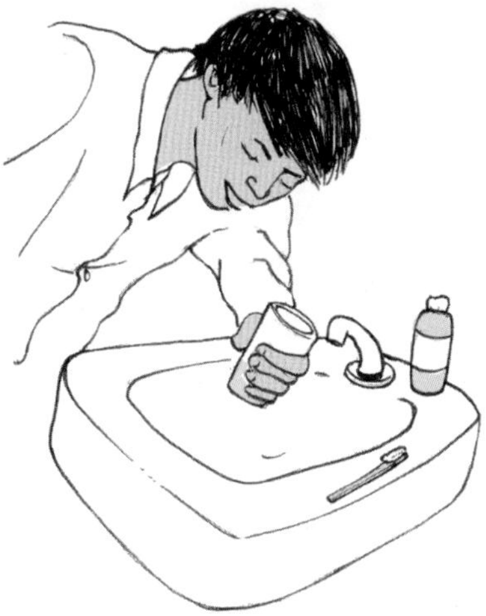

¿Qué más debo saber?

Nunca se trague el enjuague bucal. Úselo únicamente si sabe escupir. El enjuague bucal puede hacer que los niños se enfermen si se lo tragan. Si cree que un niño tragó un poco, llame al centro local de control de envenenamiento de inmediato (800) 222-1222. Dígales qué cantidad tragó. Le dirán qué hacer.

El enjuague bucal viene en distintos sabores. La mayoría de ellos contienen alcohol para destruir los gérmenes que hay en la boca. Algunos no contienen alcohol. Su etiqueta dice "alcohol-free" (sin alcohol).

El enjuague bucal puede ayudarle a limpiar la boca si usa frenos (alambres que enderezan los dientes).

El enjuague bucal por sí solo no puede limpiar los dientes. Es necesario cepillarlos con un cepillo de dientes suave dos veces al día y usar hilo dental una vez al día. El enjuague bucal se puede usar antes o después de cepillarse y usar hilo dental.

Pregúntele al dentista si usted necesita usar enjuague bucal.

Limpiador de la lengua

¿Qué es?

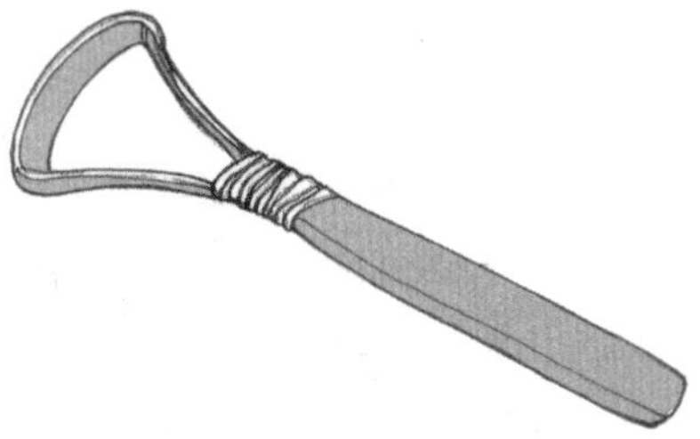

Un **limpiador de la lengua** es como un pequeño rastrillo de plástico. Se usa para limpiar la superficie de la lengua.

¿Cómo uso un limpiador de la lengua?

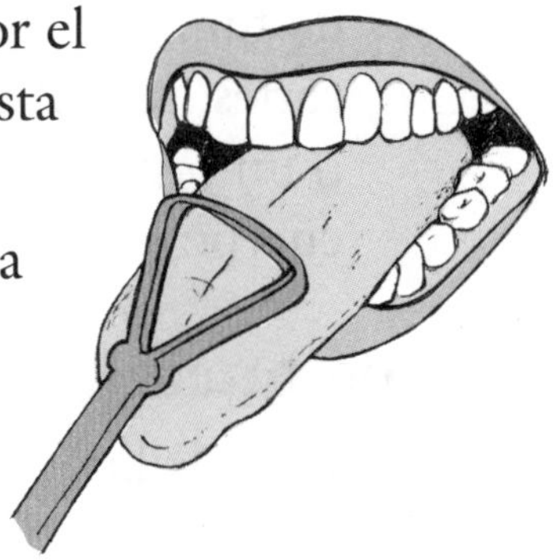

- Sostenga el limpiador de la lengua por el mango y póngalo sobre la lengua, hasta atrás.
- Arrastre lentamente el limpiador hacia la parte delantera de la lengua. Enjuáguese la boca.
- Repita la misma acción, como si estuviera limpiando las hojas caídas en un jardín con el rastrillo.

¿Qué más debo saber?

Coloque el limpiador de la lengua sobre la lengua hasta atrás, pero no tan atrás que resulte molesto o incómodo. No lo arrastre con mucha fuerza ni haga que sangre la lengua. Hágalo suavemente.

Después de 2 semanas, ya debe haberse acostumbrado a usar el limpiador de la lengua. Esto destruye los gérmenes que están en la lengua y ayuda a evitar el mal aliento.

Algunas personas se cepillan la lengua con un cepillo de dientes. Está bien hacerlo así también.

Mal aliento

¿Qué es?

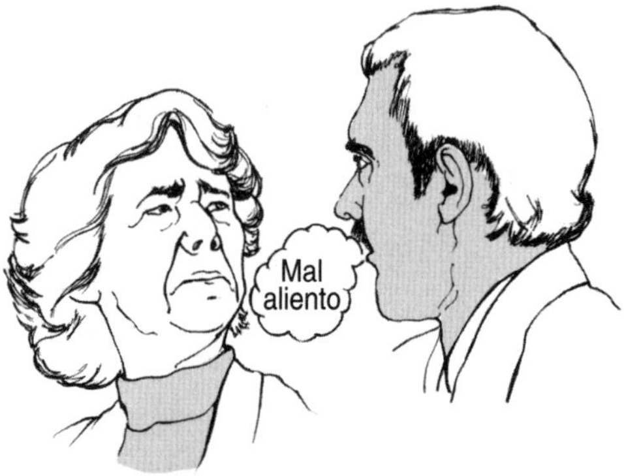

El **mal aliento** es un mal olor que sale de la boca. También podría tener mal sabor en la boca. El mal aliento puede ser a causa de tener gérmenes en la boca, de fumar cigarrillos, de tener caries, una infección en la boca o un problema en otra parte del cuerpo.

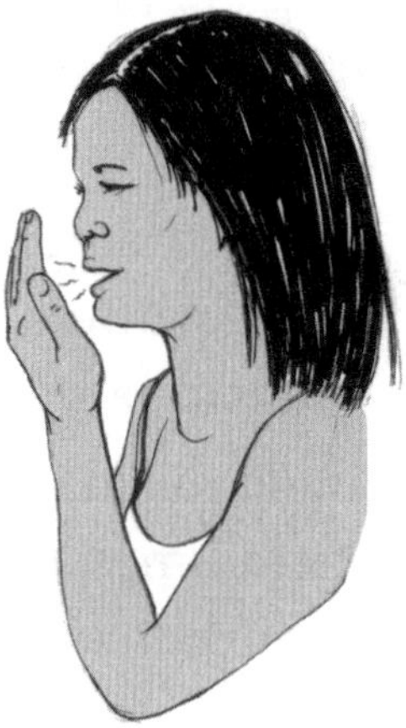

¿Qué huelo?

El mal aliento puede oler a huevo podrido. No siempre sabrá si tiene mal aliento porque no siempre podemos oler nuestro propio aliento. Alguien más podría tener que decírselo.

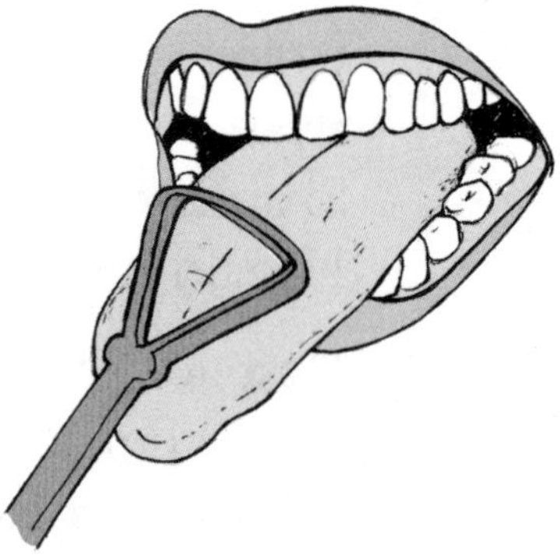

¿Qué puedo hacer en casa?

- Cepíllese los dientes con un cepillo de dientes suave dos veces al día y use hilo dental una vez al día (usar hilo dental es limpiar los espacios entre los dientes y muelas. Vea la página 37 para saber usar el hilo dental).

- No fume porque fumar puede provocar mal aliento.
- Alimentos como cebolla, ajo, café y algunos alimentos muy condimentados pueden provocar mal aliento.

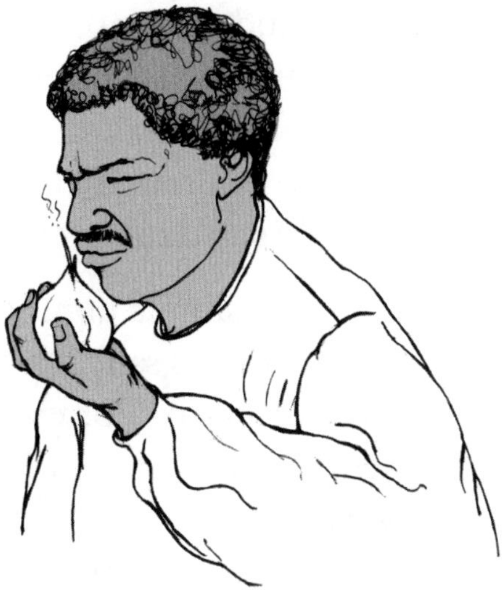

¿Cuándo debo llamar al dentista?

Llame al dentista si cree que tiene un problema de mal aliento. El dentista lo examinará para saber si proviene de una infección en un diente o muela, o de enfermedad de las encías.

El dentista podría enviarlo a ver a un médico si cree que el mal aliento no proviene de la boca.

¿Qué más debo saber?

Si no usa bien el hilo dental o no se cepilla bien, puede que queden alimentos en la boca y acumular gérmenes que causan el mal aliento. Los alimentos que se quedan pegados en la boca se pueden podrir y provocar mal aliento. Puede haber algo de alimento atorado entre los dientes o las muelas, o debajo de las encías. El enjuague bucal no elimina el mal aliento; únicamente lo esconde aproximadamente 15 minutos. Si usted tiene dentadura postiza, los alimentos que se quedan pegados a la dentadura también pueden provocar mal aliento.

Mal aliento

A menudo, la causa del mal aliento se encuentra en la boca. Sin embargo, a veces lo provoca algo en los pulmones, el estómago u otra parte del cuerpo. Otras causas de mal aliento podrían incluir medicinas que usted esté tomando, diabetes, o azúcar en la sangre que no esté bajo control.

La saliva limpia algunos de los gérmenes en la boca. Se produce más saliva cuando uno está despierto que cuando está dormido. Por eso, cuando está dormido, la boca puede sentirse reseca. Y, como traga menos cuando duerme, los gérmenes en la boca pueden crecer y acumularse. Cuando se levanta en la mañana, puede tener mal aliento.

La mayor parte de los enjuagues bucales no funcionan mucho tiempo. Un enjuague bucal podría funcionar durante más tiempo si tiene **dióxido de cloro**, **aceites esenciales** o **cloruro de zinc**.

A los niños, los adolescentes e incluso los adultos a veces les da pereza cepillarse los dientes y usar hilo dental. Es importante que todos recordemos que estos buenos hábitos mantendrán sanos los dientes, las muelas y la boca. También ayudarán a evitar el mal aliento.

Una dieta saludable 5

Notas

Una dieta saludable

¿Qué es?

Consumir una **dieta saludable** significa consumir alimentos que mantienen el cuerpo sano. Los mismos alimentos que mantienen el cuerpo sano también mantienen los dientes sanos.

¿Sabía usted?

Comer bien ayuda a mantener fuertes los dientes, las muelas y las encías. Debe consumir alimentos que no ayudan a que se formen **caries** (agujeros) en los dientes.

Una dieta saludable tiene suficientes **carbohidratos**. Estos son el componente en los alimentos que nos da energía.

Debe consumir la cantidad adecuada de grasas. El tipo de grasa que coma también es importante. Las grasas saludables dan energía. El cuerpo las almacena para que usted no tenga frío.

La proteína ayuda a fortalecer los músculos, los órganos y más.

Los alimentos saludables tienen **vitaminas** y **minerales** (vea la página 49).

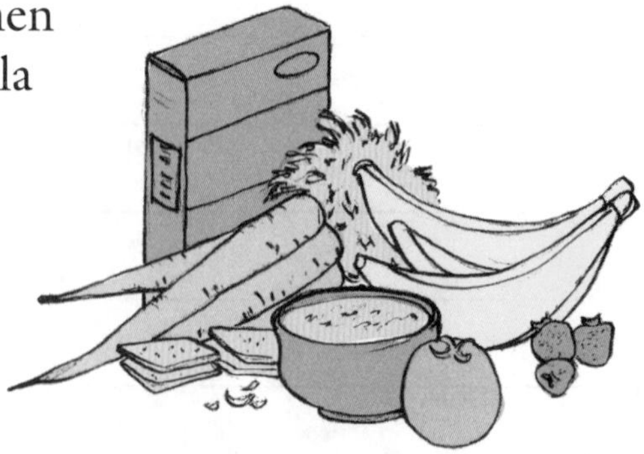

Los carbohidratos se encuentran en:

- Frutas
- Verduras

- Granos
- Arroz

Los **granos** se encuentran en panes y cereales. Estos son algunos de ellos:

- Trigo
- Avena
- Centeno
- Cebada

Las **grasas saludables** incluyen:

- Aceite de oliva
- Mantequilla de maní (cacahuate)
- Nueces
- Aguacates
- Pescado
- Yogur
- Soya
- Aceitunas

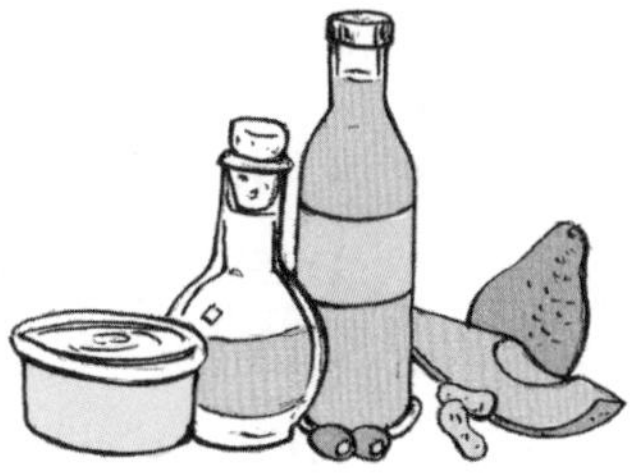

Algunas grasas menos saludables son las que provienen de animales, como la mantequilla, el tocino y las carnes con grasa.

La proteína se encuentra en estos y otros alimentos:

- Carne
- Pollo
- Huevos
- Habichuela (frijol)
- Pescado
- Tofu

La leche tiene carbohidratos, grasa y proteína.

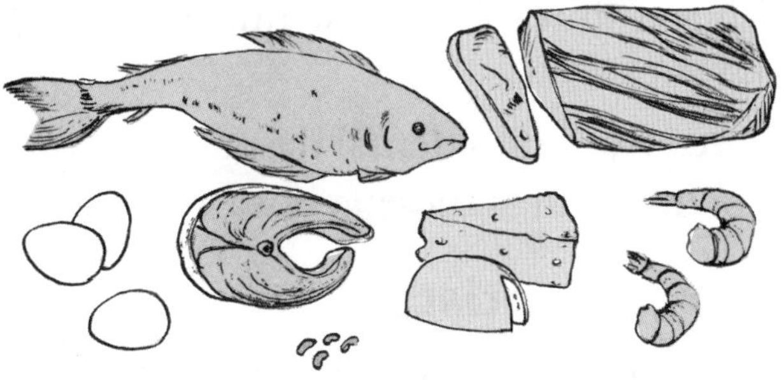

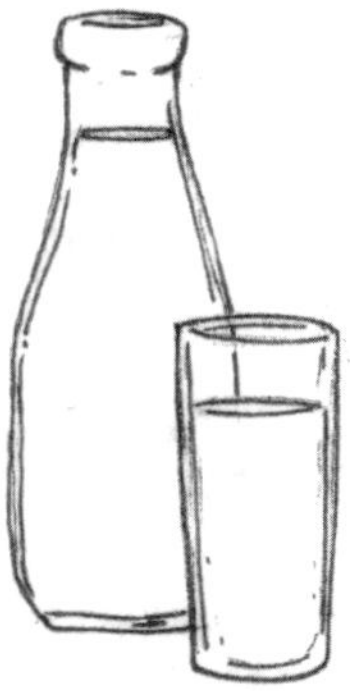

¿Qué puedo hacer en casa?

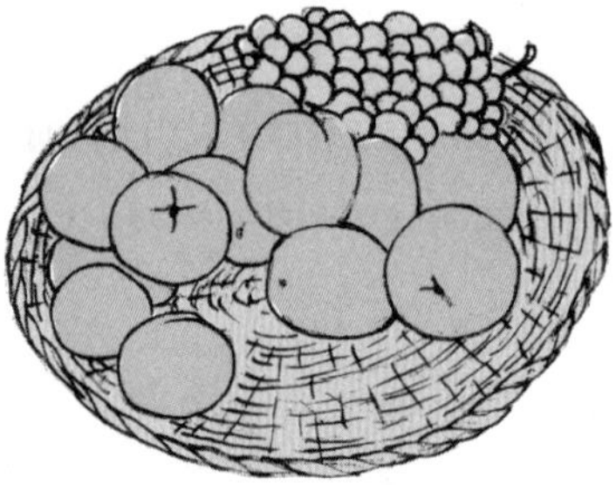

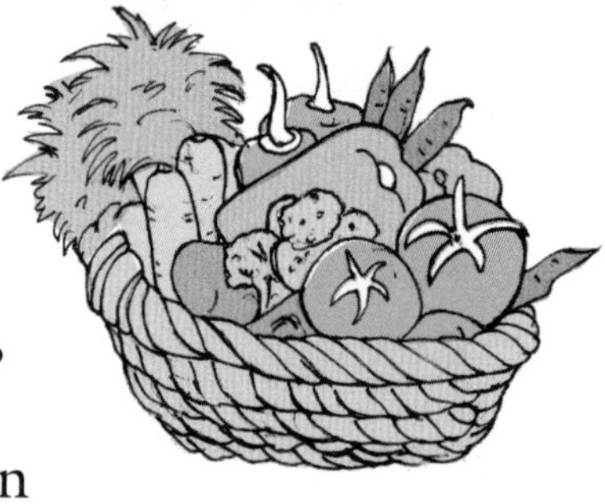

- Coma una dieta balanceada. Eso significa comer algunos carbohidratos, algunas grasas y algo de proteína.
- Trate de comer las grasas saludables y menos de las grasas no saludables.
- Coma muchas frutas y verduras.
- Coma pan que no sea blanco, pastas y cereales para incluir granos (los granos oscuros son más saludables que los blancos; por ejemplo, el pan de trigo entero (integral) y el arroz integral son mejores que el pan blanco y el arroz blanco).
- No consuma mucha azúcar o alimentos que contengan mucha azúcar. Los dulces, pasteles, refrescos (sodas) y galletas tienen mucha azúcar. Si come pasteles, galletas o dulces, cómalos a la hora de la comida. Muévalos en la boca y tráguselos con agua para que no se queden en la boca. No coma muchos bocadillos entre comidas. Evite los caramelos o dulces duros porque se quedan mucho tiempo en la boca.
- Cepíllese los dientes y use hilo dental después de comer dulces o, por lo menos, enjuáguese la boca con agua.

¿Cuándo debo llamar al dentista?

Vaya al dentista cada 6 meses para una revisión. Pregúntele al dentista sobre su dieta, si quiere que lo aconseje.

Vitaminas y minerales

¿Qué son?

Las **vitaminas** y los **minerales** son buenos componentes de los alimentos. Ayudan a mantener los dientes, las muelas y las encías fuertes y saludables. ¡También ayudan a mantener sano el resto del cuerpo!

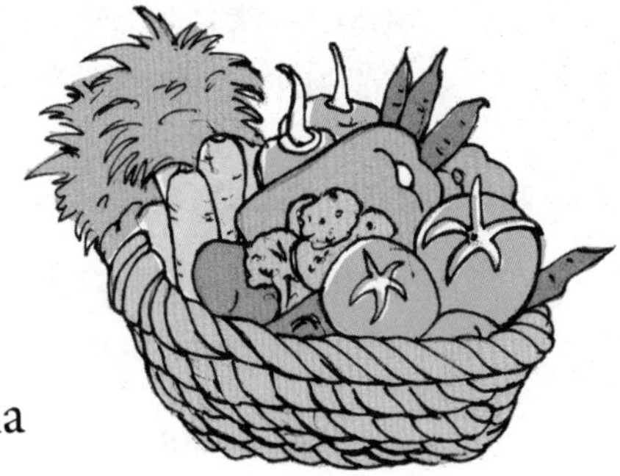

¿Qué veo?

Frutas, verduras, leche y otros alimentos saludables tienen vitaminas y minerales. Algunos ejemplos son vitamina A, vitamina C, calcio y ácido fólico.

¿Qué puedo hacer en casa?

- Consuma alimentos con muchas vitaminas y minerales. Los mejores alimentos son frutas, verduras, granos enteros y leche semidescremada.
- Aprenda sobre las vitaminas y los minerales que se encuentran en los alimentos. Es importante saber cuáles son buenos para usted y para sus dientes (vea el cuadro en la página 51).

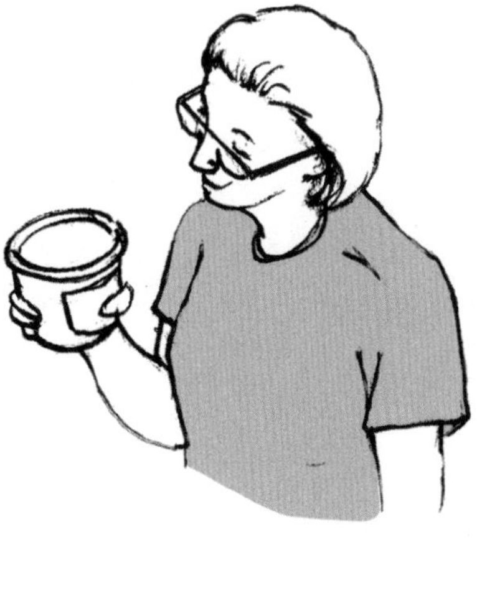

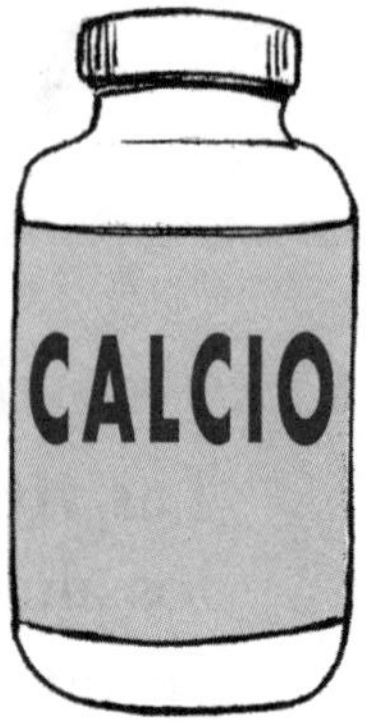

- Lea las etiquetas de los alimentos que consume. Las etiquetas muestran los tipos de vitaminas y minerales que contiene ese alimento.
- Tome vitaminas en píldoras si el médico o el dentista se lo indican. Pregunte cuáles tomar para consumir suficientes vitaminas y minerales. Las vitaminas en píldoras no sustituyen a los alimentos. Se toman con los alimentos.

¿Qué más debo saber?

Los buenos alimentos hacen que todo el cuerpo esté sano: el pelo, la piel, los ojos, el corazón, los huesos y los dientes.

Las frutas y las verduras son buenos bocadillos. Las dos tienen muchas vitaminas y minerales. La mayor parte de los dulces no tienen vitaminas ni minerales.

Vitaminas y minerales

Vitamina	¿Qué hace?	¿Dónde la encuentro?
Vitamina A 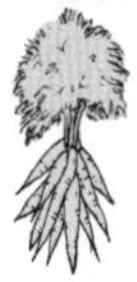	• Protege la boca • Forma los dientes • Forma los huesos • Ayuda a ver en la oscuridad	yema de huevo, leche, batatas (camotes), zanahorias, calabaza, melón, albaricoque (chabacano), queso Cheddar, hígado, brócoli
Vitamina B-12 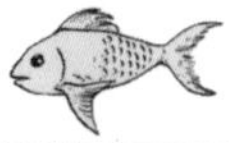	• Evita grietas y lesiones en la boca y los labios • Evita la pérdida de hueso	res, cerdo, pescado, huevos, productos lácteos
Vitamina B-6 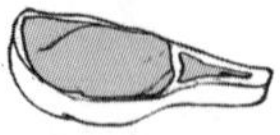	• Evita úlceras en la boca • Evita el mal aliento	cereales fortalecidos, carnes, col (repollo), papas, bayas (frijol), pescado, leche
Ácido fólico	• Se toma durante el embarazo para evitar defectos de nacimientos	alimentos de trigo entero, verduras verdes
Vitamina C 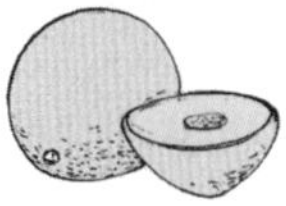	• Es saludable para los dientes, los huesos y las encías • Agrega hierro al cuerpo • Evita que sangren las encías • Ayuda al cuerpo a sanar heridas	naranjas, fresas, melón, pimientos rojos, papayas, papas
Vitamina D 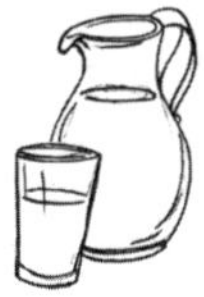	• Forma dientes y huesos • Evita la producción de caries • Agrega calcio a los dientes y muelas • Sin esta vitamina, los huesos serían blandos	luz solar, leche, huevos, sardinas, salmón, cereales fortalecidos para el desayuno
Vitamina K 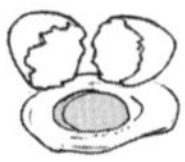	• Ayuda a la coagulación de la sangre (la espesa y detiene el sangrado) • Evita que sangren las encías	espinaca, brócoli, colecitas de Bruselas, fresas, leche, huevos, maíz
Calcio 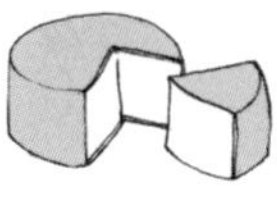	• Ayuda a formar huesos y dientes • Es muy importante consumirlo durante la infancia y en la adolescencia	leche, queso, yogur, brócoli, verduras de hoja verde oscura, como la espinaca
Fósforo	• Ayuda a formar huesos y dientes	productos lácteos, carne, pescado, pollo

Fluoruro

¿Qué es?

El **fluoruro** es un mineral. Fortalece los dientes y ayuda a evitar la producción de caries.

¿Qué veo?

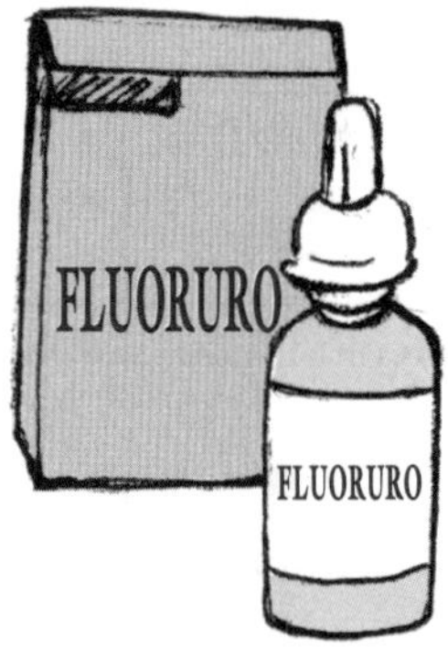

Aunque el fluoruro no se ve, hay varias maneras de recibir el fluoruro que se necesita:

- El fluoruro podría estar en el agua del grifo (de la llave).
- Hay fluoruro en algunas pastas de dientes y enjuagues bucales. Pregúntele al dentista si su hijo(a) necesita usar enjuague bucal con fluoruro.
- Los dentistas pueden recetarle pastillas o gotas de fluoruro. Pregúntele al dentista si su hijo(a) las necesita. El dentista puede recetar (ordenar) este tipo de fluoruro para que su hijo(a) reciba la cantidad adecuada.
- Los dentistas e higienistas (las personas que limpian los dientes en el consultorio del dentista) también pueden aplicar fluoruro a los dientes.
- En casi todos los alimentos y bebidas hay cantidades muy pequeñas de fluoruro.

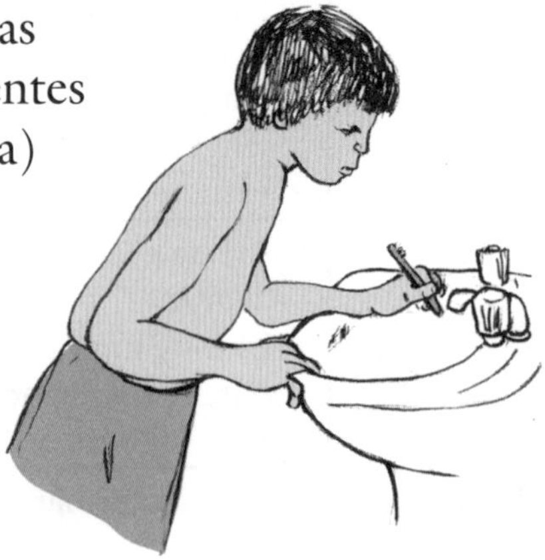

¿Qué puedo hacer en casa?

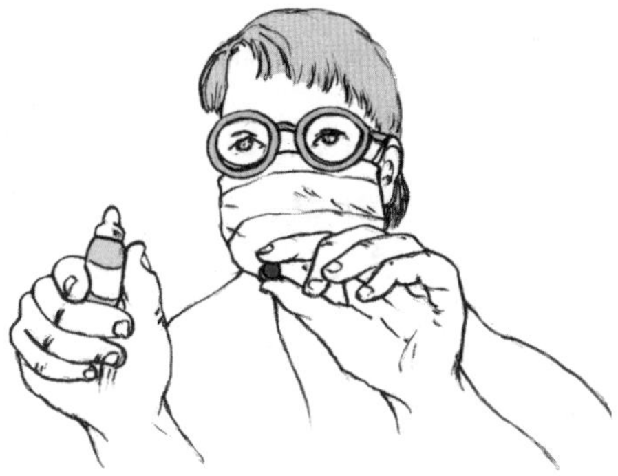

- Averigüe si en la ciudad donde vive el agua contiene fluoruro.
- Si así es, tome de esa agua en vez de agua embotellada. La mayor parte de las aguas embotelladas no contiene fluoruro y podría usted perder el efecto benéfico del fluoruro en el agua de la ciudad para evitar caries.

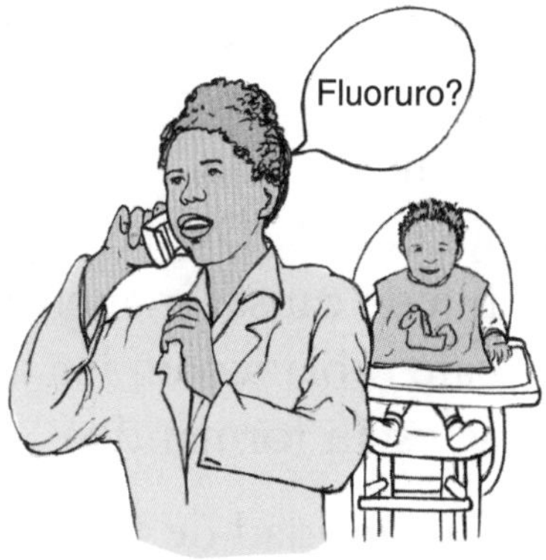

- Use pasta de dientes y enjuague bucal que contengan fluoruro. Esto se recomienda a adultos y niños mayores que saben escupir. Los niños menores de tres años deben usar solamente una pizca de pasta. Los niños de 3 a 6 años de edad deben usar una cantidad equivalente al tamaño de un garbanzo.

¿Cuándo debo llamar al dentista?

Pregúntele al dentista si el agua potable donde usted vive contiene fluoruro.

¿Qué más debo saber?

Pregúntele al dentista si recibe la cantidad adecuada de fluoruro.

La cantidad adecuada de fluoruro fortalece los dientes.

Fluoruro

Los dientes que son más fuertes combaten las caries de mejor manera.

La pasta de dientes con fluoruro debe tener el sello de Aceptación de la Asociación Dental Estadounidense.

ADA
ACCEPTED
American
Dental
Association ®

Los niños menores de 3 años deben usar únicamente una pizca de pasta de dientes que contenga fluoruro. Un niño entre 3 y 6 años de edad debe usar únicamente una cantidad equivalente al tamaño de un garbanzo. Demasiado fluoruro puede causar manchas de color café o blanco en los dientes que se están formando.

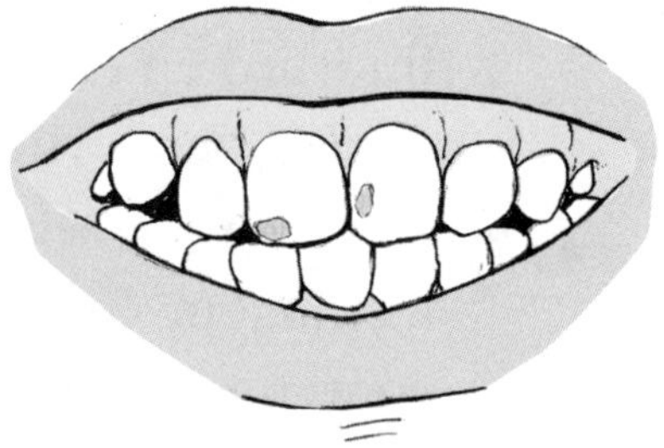

La cantidad de fluoruro en el agua potable es muy pequeña. No hay problema si se traga y ayuda a los dientes. La cantidad de fluoruro que se encuentra en la pasta de dientes es buena para lavarse los dientes, pero es demasiada para tragarse.

Embarazo 6

Notas

Embarazo

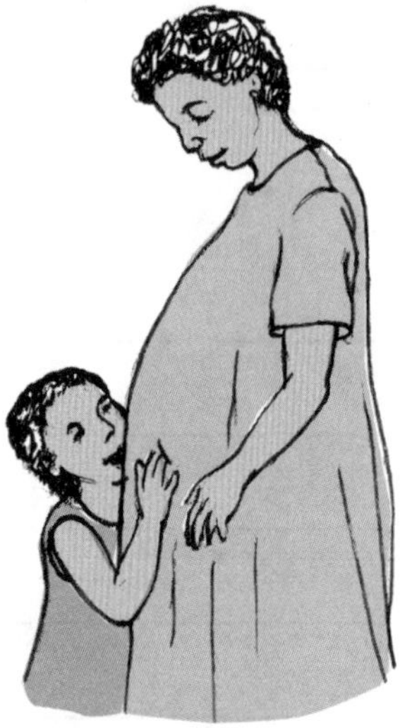

¿Qué es?

El **embarazo** es cuando un bebé está creciendo dentro de una mujer. El bebé crece adentro durante aproximadamente 40 semanas.

¿Qué veo?

El cuerpo cambia de muchas maneras. El vientre se hace grande y redondo a medida que el bebé crece. La mujer sube de peso. También podría ver cambios en las encías.

¿Qué puedo hacer en casa?

- Cuídese bien.
- Consuma alimentos que sean buenos para usted (vea las páginas 46-51).
- Vea a un médico para saber si va a tener un bebé. Vea al médico regularmente durante todo el tiempo que esté embarazada.
- Haga lo que el médico indique en cuanto a los alimentos, las vitaminas, el ejercicio, el dormir y la manera de cuidarse.
- Cuide bien su boca y sus dientes.

¿Cuándo debo llamar al dentista?

Infórmeselo al dentista en cuanto sepa que está embarazada.

¿Qué más debo saber?

Vaya al dentista para limpiezas regulares durante el embarazo. Mantener la boca sana le ayudará al bebé a estar sano también.

Los dientes del bebé se empiezan a formar a medida que el bebé crece dentro de usted. Esos dientes se empiezan a formar en el segundo mes de embarazo.

Algunas veces, las mujeres embarazadas tienen **gingivitis**. Este es un problema con las encías (vea la página 20). Puede evitarla si se cepilla los dientes con un cepillo suave dos veces al día y usa hilo dental una vez al día. Aprenda más sobre los problemas de encías en la página 22.

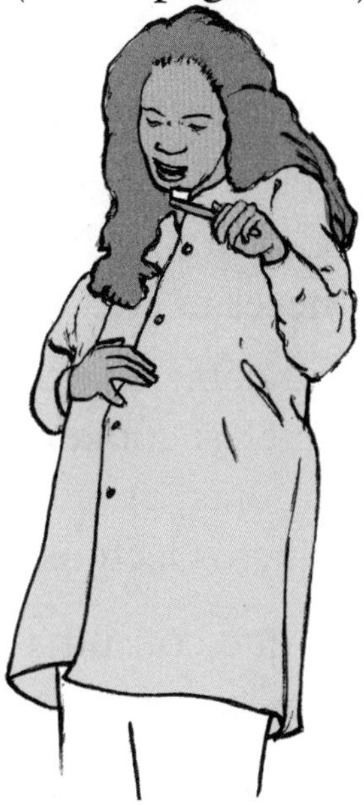

Lea el libro *Qué Hacer Cuando Vas a Tener un Bebé*. Puede comprarlo de esta misma editorial de IHA. Vea la contraportada del libro para buscar el número de teléfono y el sitio web. Puede ordenarlo por teléfono o en línea.

También, puede ver el sito web en español que se llama "nacersano": Cuidado prenatal. La salud dental durante el embarazo", en: http://nacersano.marchofdimes.org/embarazo/la-salud-dental-durante-el-embarazo.aspx

Buenos alimentos durante el embarazo

¿Qué es?

Significa comer buenos alimentos para que el bebé nazca muy sano. Los alimentos que usted consume también van a su bebé.

¿Qué puedo hacer en casa?

- No tome vino, cerveza ni ninguna bebida alcohólica mientras esté embarazada.
- No fume mientras esté embarazada. Deje de fumar en el momento en el que empiece a planear tener un bebé.
- Deje de usar drogas callejeras antes de embarazarse y todo el tiempo durante el embarazo.
- Consuma alimentos que tengan los nutrientes que usted necesita (vea la página 46).

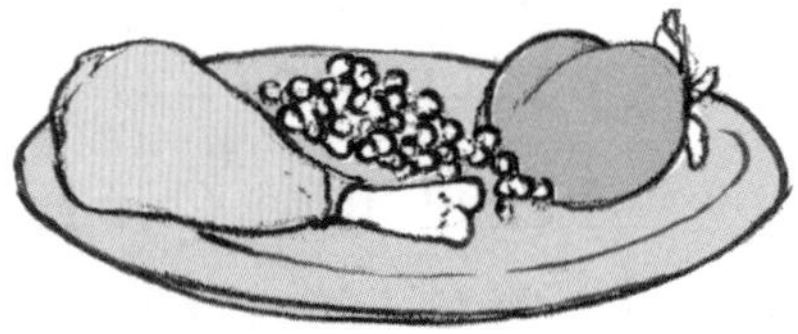

Para recibir vitaminas y minerales: coma muchas frutas y verduras, granos enteros y productos lácteos, como leche, huevos y yogur.

Para que consuma proteínas: coma pollo, pescado y otras carnes sin grasa, huevos, habichuelas (frijoles), tofu y leche.

Para que consuma carbohidratos: coma pan de granos enteros, pastas, arroz, cereales y otros granos enteros.

- Consuma alimentos con mucho calcio. El calcio fortalece los dientes y los huesos del bebé.
    - Productos lácteos, como leche, yogur y queso.

- Verduras de hojas verdes, como la llamada col berza, mostaza de hoja y espinacas.
- Tofu, frijol y soya.

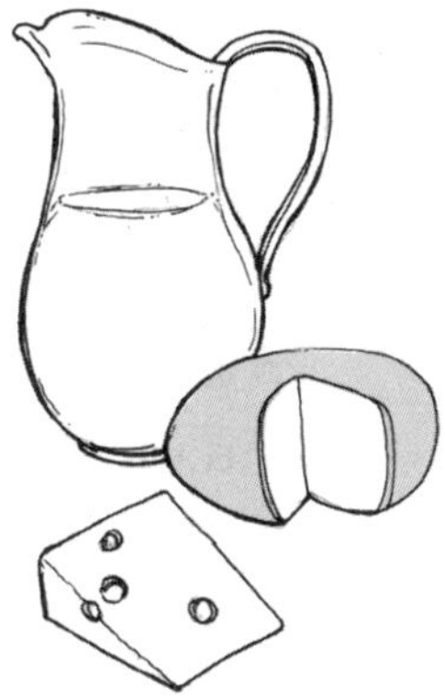

Si no consume productos lácteos, pregúntele al médico qué hacer para tener suficiente calcio para usted y el bebé.

- Pregúntele al médico si las medicinas que está usted tomando son seguras para usted y para el bebé que crece.
- Tome pastillas de vitaminas que contengan **ácido fólico**. Su médico se las recetará cuando usted quiera embarazarse. Debe tomarlas hasta después de los primeros 3 meses de embarazo.

¿Cuándo debo llamar al dentista?

Llame al dentista si:

- los dientes o muelas le duelen cuando come o bebe algo.
- los dientes o muelas le duelen cuando consume alimentos o bebidas muy calientes o muy fríos.
- las encías le duelen cuando las toca.

Vaya al dentista cada 6 meses para una revisión.

¿Qué más debo saber?

Tomar alcohol o fumar puede dañar al bebé mientras crece dentro de usted. No beba ni fume cuando esté embarazada.

Muchos fármacos o drogas pueden dañar al bebé mientras crece dentro de usted. Deje de tomar todo tipo de fármacos o drogas. Pregúntele al médico si siente que necesita tomar alguna medicina.

Las encías durante el embarazo

¿Qué son?

Las **encías** son la parte de color rosa alrededor de los dientes. Cuando usted está embarazada, los gérmenes en la boca pueden hacer que le duelan las encías. Esto se llama **gingivitis** (vea la página 19 para saber más sobre la gingivitis).

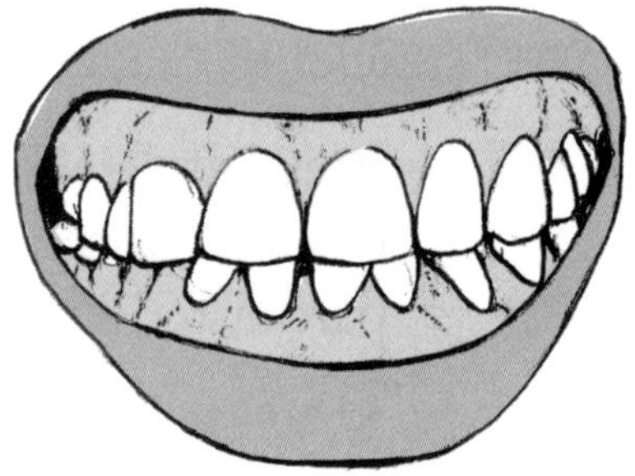

¿Qué veo?

Cuando uno tiene gingivitis, las encías se ven más rojas y pueden doler. También pueden verse hinchadas, o pueden sangrar.

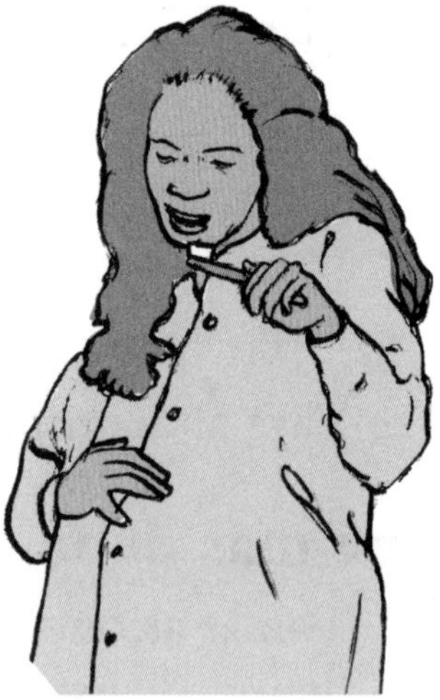

¿Qué puedo hacer en casa?

- Cepíllese los dientes con un cepillo suave dos veces al día y use hilo dental una vez al día. Esto ayuda a eliminar los gérmenes.
- Vaya al dentista para una limpieza cada 6 meses, incluso cuando está embarazada.

¿Cuándo debo llamar al dentista?

Llame al dentista si:

- le duelen o le sangran las encías.

Vaya al dentista cada 6 meses para una revisión. Asegúrese de verlo al menos una vez mientras está embarazada. Con eso verifica que no tenga caries, enfermedad de las encías, o una infección. No olvide decirle al dentista que está embarazada.

¿Qué más debo saber?

Mantenga la boca sana. Esto hará que el bebé se mantenga sano también.

El cuerpo produce hormonas cuando una está embarazada. Ellas ayudan a que el bebé crezca, pero pueden provocar que los gérmenes en la boca dañen las encías aún más. Los gérmenes en la boca pueden irse a la sangre y de ahí al bebé. Esto puede hacer que el bebé nazca antes de tiempo o demasiado pequeño. Si usted se deshace de los gérmenes, no se le pasarán al bebé.

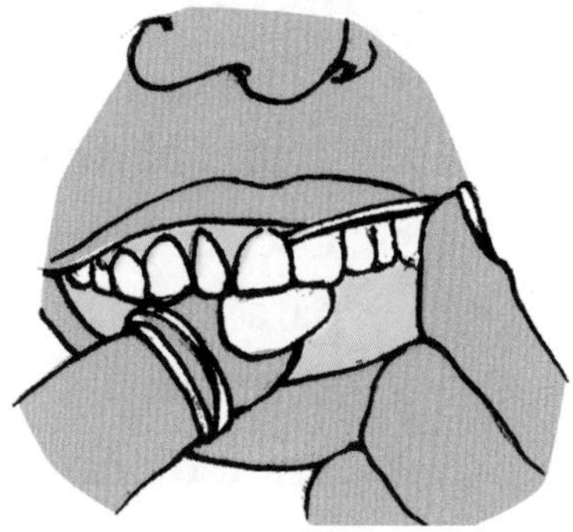

Si tiene problemas con las encías mientras está embarazada, necesita ir a que la trate el dentista. Estos problemas podrían prolongarse, incluso cuando amamante al bebé. Las encías pueden necesitar atención adicional de 3 a 6 meses después de que nazca el bebé.

Las encías podrían dolerle o sangrar al principio cuando usa el hilo dental por primera vez. No deje de usarlo. Después de aproximadamente 2 semanas, los síntomas desaparecerán.

Las encías no deben dolerle ni sangrar cuando usted se cepilla los dientes en casa o usa hilo dental.

Las caries durante el embarazo

¿Qué son?

Una **caries** es un agujero en un diente o una muela. Los gérmenes en la boca producen caries.

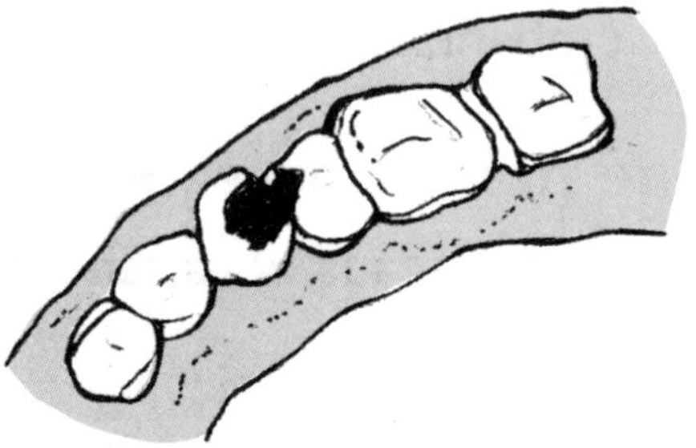

¿Qué veo?

Generalmente no se puede ver el agujero. El dentista tiene que buscarlo.

¿Qué puedo hacer en casa?

- Cepíllese los dientes al menos dos veces al día y use hilo dental al menos una vez al día.
- Use un limpiador de la lengua o un cepillo de dientes para limpiar la lengua. Eso ayuda a eliminar los gérmenes.
- Trate de no comer ni beber cosas que tengan mucha azúcar.
- No tome fármacos o drogas a menos que el médico se lo indique.

¿Cuándo debo llamar al dentista?

Llame al dentista si:

- ve un agujero en un diente o una muela.
- le duele un diente o una muela, aunque no vea un agujero.

Vaya al dentista cada 6 meses para una revisión. Asegúrese de verlo al menos una vez mientras está embarazada. Para verificar que no tenga caries, enfermedad de las encías, o una infección. No olvide decirle al dentista que está embarazada.

¿Qué más debo saber?

Si la boca está limpia y sana, el bebé estará más sano.

Es seguro ver al dentista mientras esté embarazada. Las mujeres embarazadas que van al dentista cada 6 meses tienen menos caries.

Podría usted **vomitar** (volver el estómago) durante los primeros 3 meses de embarazo. El vómito en los dientes puede producir caries. Enjuáguese la boca después de vomitar. Use media cucharadita de bicarbonato de sodio disuelto en un vaso de agua. Luego escúpala. No se la beba. No se cepille los dientes ni use hilo dental inmediatamente después de vomitar ni de enjuagarse la boca después del vómito.

Dolor de dientes o muelas durante el embarazo

¿Qué es?

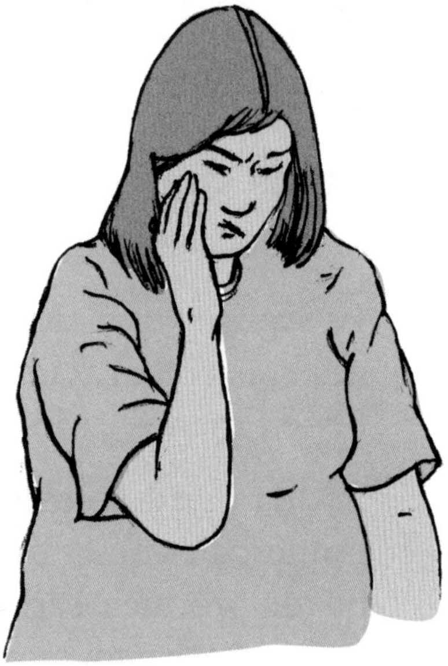

Un dolor de dientes o muelas es dolor en la boca. El diente o la muelale podría dolercuando come o bebe algo muy caliente o muy frío. También le podría doler cuando mastica.

¿Qué veo?

Podría usted no ver nadao quisas las encías podrían estar rojas o hinchadas.

¿Qué puedo hacer en casa?

- Consuma alimentos saludables y cuídese los dientes para no tener caries.
- No trate de arreglar una caries o un dolor de dientes o muelas en casa. Llame al dentista.

¿Cuándo debo llamar al dentista?

Llame al dentista si:

- le duele un diente o una muela.
- ve un agujero en un diente o una muela.

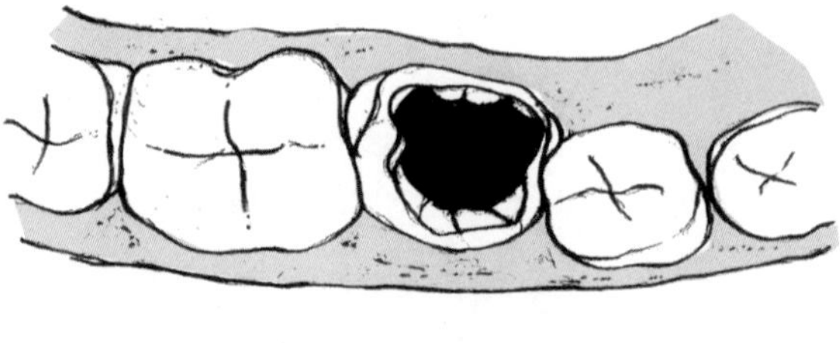

¿Qué más debo saber?

Su dentista debe hablar con su médico antes de que usted tome una medicina para los dientes o muelas. No es bueno tomar ciertas medicinas durante el embarazo. Por ejemplo, si toma tetraciclina, podría provocar que los dientes del bebé tuvieran marcas oscuras.

Notas

Cómo cuidar los dientes del bebé

¿Qué es?

Cuidar los dientes de su bebé es asegurarse de que tenga la boca y los dientes sanos. Esto se hace al limpiarlos y revisarlos.

¿Qué veo?

Al principio no puede ver los dientes de su bebé. Se están formando dentro de las encías del bebé. Los dientes pueden empezar a aparecer fuera de las encías cuando el bebé tenga alrededor de 6 meses de edad. A algunos niños les salen un poco antes o un poco después. Eso no es problema. Esos primeros dientes se llaman **dientes de leche**. Todos los dientes del bebé deben ser del mismo color.

Un niño(a) tendrá completos todos los 20 dientes y muelas de leche alrededor de los 3 años. En ese entonces, los **dientes permanentes** ya se están formando dentro de las encías. A esos dientes y muelas también se les llama **dientes de adulto**.

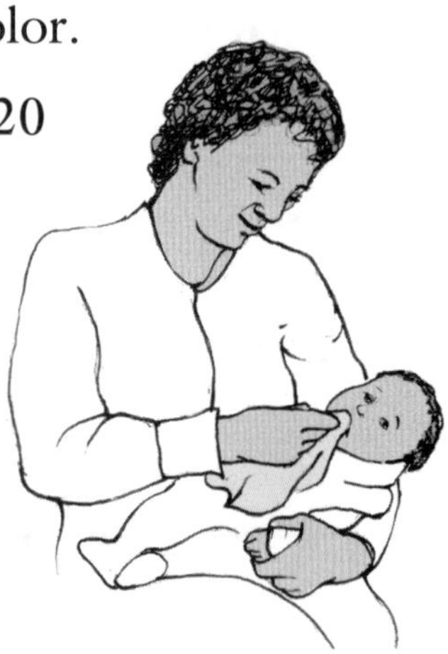

¿Qué puedo hacer en casa?

- Empiece a limpiar la boca del bebé cuando tenga unos días de nacido. Use una toallita limpia y húmeda alrededor de uno de los dedos. Limpie suavemente las encías del bebé después de darle leche. Esto le ayuda al bebé a acostumbrarse al cuidado dental desde la infancia.

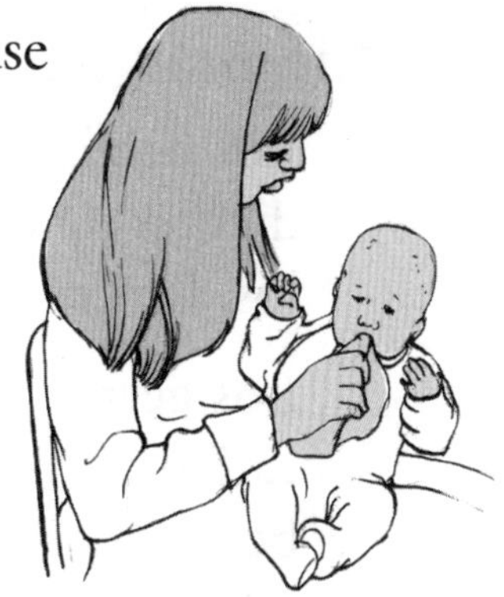

- Cuando le salgan los dientes al bebé, use un cepillo de dientes para niños, suave y húmedo, para limpiárselos. También puede usar una toallita suave, limpia y húmeda. Hágalo en la mañana y en la noche, antes de acostarlo. Use solo una pizca de pasta de dientes.
- Aprenda a ver los dientes y la boca del bebé. De esa manera, podría saber si hay algún cambio. Sabrá si pudiera haber un problema.

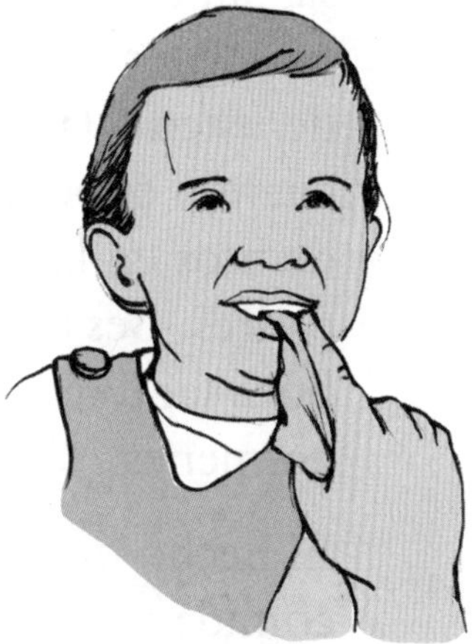

- Ayude a su hijo(a) a cepillarse los dientes con un cepillo suave y a usar hilo dental hasta que él o ella pueda hacerlo por sí mismo. El niño puede empezar a usar pasta de dientes cuando tenga 3 años y sepa escupir al terminar de cepillarse.

¿Cuándo debo llamar al dentista o al médico?

Llame al dentista si:

- los dientes del bebé tienen manchas blancas, amarillas o color café.
- el bebé tiene alguna lesión o llaga en la boca.

Debe llevar al bebé a su primera revisión dental antes de que cumpla un año de edad. Los niños deben ir al dentista cada 6 meses. El dentista les limpiará los dientes y los examinará para ver si tienen caries o problemas de encías. El dentista también le dirá a usted lo que debe esperar a medida que crezca el niño(a).

¿Qué más debo saber?

Los bebés usan los dientes para comer, hablar y sonreír. Los dientes de leche son importantes porque guardan lugar para los dientes permanentes.

Los gérmenes que producen caries viven en la boca del bebé incluso antes de que salgan los dientes. Los gérmenes van de la boca de usted a la boca del bebé cuando el bebé pone sus deditos en la boca de sus padres. Besar a un bebé en la boca también puede pasarle gérmenes.

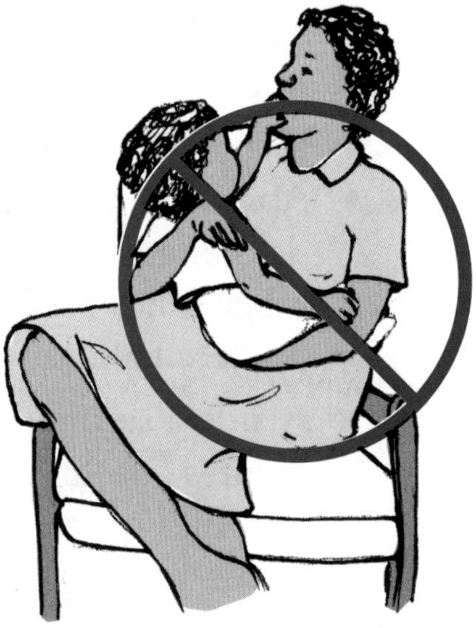

El hecho de compartir comida con el bebé o probar su comida para saber si está muy caliente también puede esparcir gérmenes. A medida que los bebés exploran su entorno, a menudo se meten cosas a la boca. Esta es otra manera de esparcir gérmenes.

Los padres deben mantener su propia boca sana y limpia. Hágalo cepillándose los dientes dos veces al día y usando hilo dental una vez al día.

Caries del biberón (caries durante la infancia)

¿Qué son?

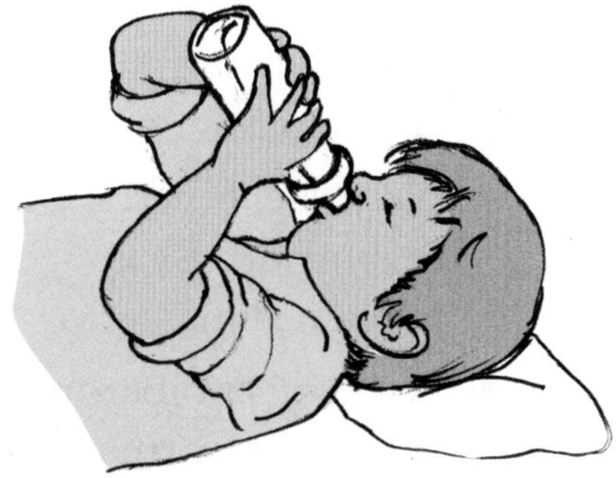

Las **caries del biberón** se producen cuando se dañan los dientes de enfrente de arriba del bebé. Esto pasa cuando los líquidos dulces de un biberón se quedan en la boca del bebé. Los líquidos dulces incluyen fórmula, leche y jugo. Las caries del biberón casi siempre suceden cuando los niños beben de un biberón antes de la siesta o de la hora de dormir. También ocurre en los bebés que toman leche del pecho de la madre.

¿Qué veo?

Los cuatro dientes de enfrente de arriba pueden tener manchas blancas, amarillas o color café. También podría ver llagas o lesiones en la boca del bebé.

El bebé podría sentir dolor y tener problemas para masticar. El bebé podría dejar de comer porque le duele la boca.

¿Qué puedo hacer en casa?

- Enséñele buenos hábitos al bebé. No empiece un mal hábito. Es más fácil aprender los buenos hábitos que cambiar los malos.
- Cántele, léale o meza al bebé sin el biberón para que se calme o se duerma.

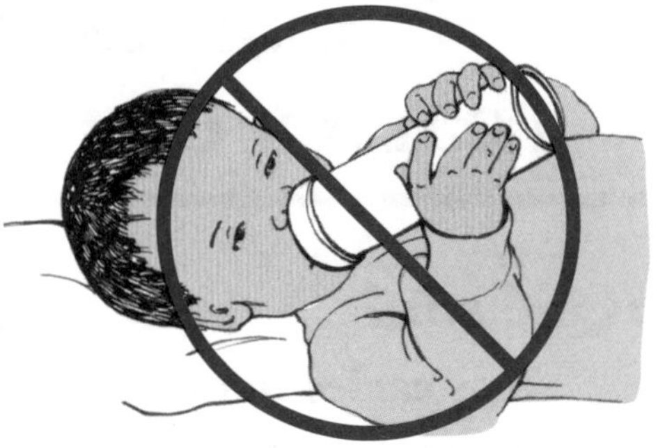

- No acueste al bebé a dormir con un biberón. Esto incluye la hora de la siesta y la hora de dormir en las noches. La leche, los jugos y la fórmula todos contienen azúcar.
- No use el biberón para evitar que el niño esté inquieto o aburrido. Eso puede hacer que el bebé adquiera malos hábitos alimenticio.
- No le dé el biberón como recompensa, ni se lo quite cuando se porte mal.

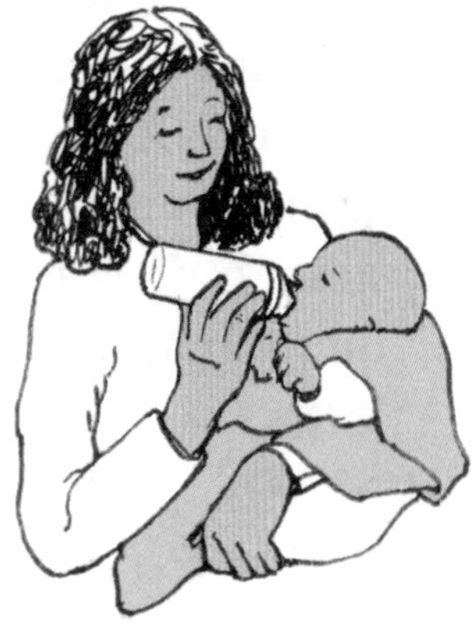

- No use el biberón ni el pecho como un chupón para calmarlo.
- Sostenga al bebé mientras lo alimenta. No lo acueste solo con el biberón.
- Si le da el pecho, deje de dárselo en cuanto se quede dormido. Es importante que el bebé se trague toda la leche que tenga en la boca. De esa manera, la leche no se queda en los dientes mientras el bebé duerme.
- Enseñe al niño(a) a beber solamente agua en la noche. Si ya está acostumbrado(a) a beber jugo o algo más cuando se va a dormir, trate de planear lo siguiente: cada noche ponga más agua en el biberón. Empiece con un tercio de agua la primera noche, la mitad la segunda noche, y solamente agua la tercera noche.

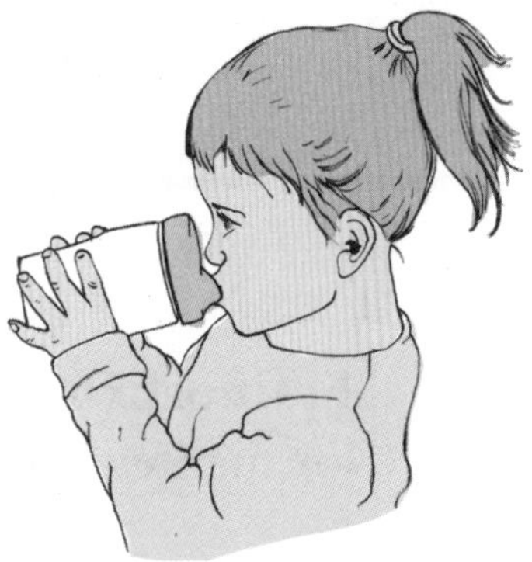

- Empiece a enseñarle al bebé a tomar de una taza de aprendizaje con boquilla entre los 5 y los 12 meses de edad.
- Deje de usar el biberón cuando el bebé tenga aproximadamente 12 meses o cuando tenga dientes.

¿Cuándo debo llamar al dentista?

Llame al dentista si:

- ve manchas blancas, amarillas o color café en los dientes de arriba de enfrente de su bebé. Esto podría ser señal de que tiene caries del biberón.

¿Qué más debo saber?

Las caries del biberón pueden causarle muchos problemas al bebé.

Pueden:

- dañar el crecimiento del bebé.
- causar una enfermedad (infección).
- dañar los dientes permanentes del bebé cuando le salgan.
- torcer los dientes del bebé, lo que puede causar problemas del habla.

Si su bebé tiene caries del biberón, el dentista tendrá que atenderlo. Podría ser difícil que un bebé se siente quieto cuando lo ve el dentista. Este podría tener que usar un medicamento para calmar al bebé o ponerlo a dormir para poderle arreglar los dientes. Hable con su dentista sobre lo que sería mejor para usted y su hijo(a).

El fluoruro y los dientes del bebé

¿Qué es?

El **fluoruro** es un mineral que protege los dientes para que no tengan caries.

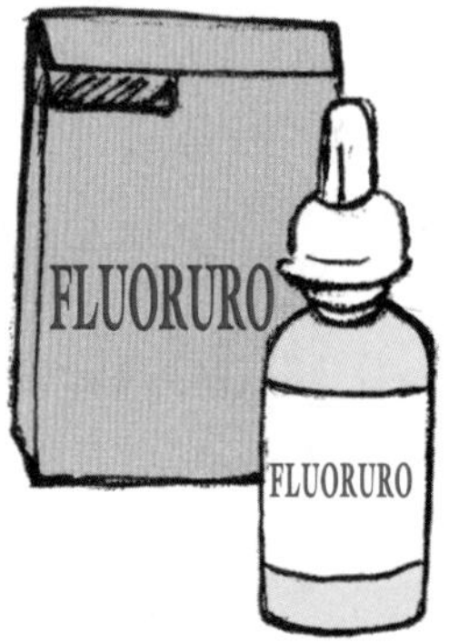

¿Qué puedo hacer en casa?

- Tome agua que contenga fluoruro. Averigüe si el agua potable en su ciudad tiene fluoruro. Algunas botellas de agua que se compran en la tienda tienen fluoruro. Lo dice en la etiqueta.

¿Cuándo debo llamar al dentista?

Pregúntele al dentista si su hijo recibe suficiente fluoruro. Pregúntele si el agua potable de la ciudad contiene fluoruro. El dentista podría ordenar gotas de fluoruro si el bebé tiene más de 6 meses de edad. También el dentista podría ponerle a su hijo(a) fluoruro en los dientes con un cepillo.

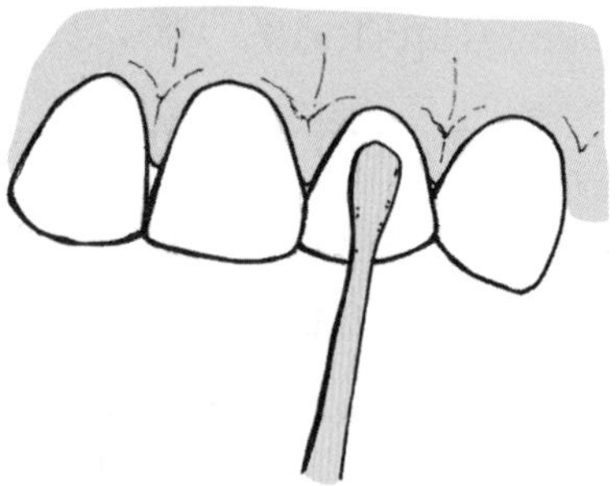

¿Qué más debo saber?

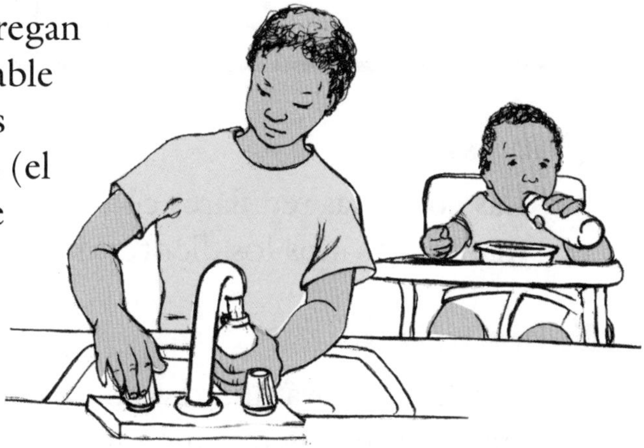

Algunas ciudades agregan fluoruro al agua potable para que las personas tengan dientes sanos (el fluoruro no se puede ver). Pregúntele al dentista si el agua potable de su ciudad tiene fluoruro. Si no lo tiene, el dentista puede recetarle pastillas o gotas de fluoruro. Si le receta gotas de fluoruro para su hijo(a), siga las instrucciones. Asegúrese de usarlas correctamente.

Es importante tomar la cantidad correcta de fluoruro. Pregúntele al dentista o al médico sobre las necesidades de fluoruro de su bebé.

Una consulta con el dentista

¿Qué es?

Las consultas regulares con el dentista son importantes para mantener sanos los dientes de sus hijos.

¿Sabía usted?

El dentista hará una revisión para ver si hay caries y arreglará cualquier problema que tenga el bebé con los dientes o las encías. El dentista también le enseñará a cuidar bien los dientes de sus hijos.

El dentista:

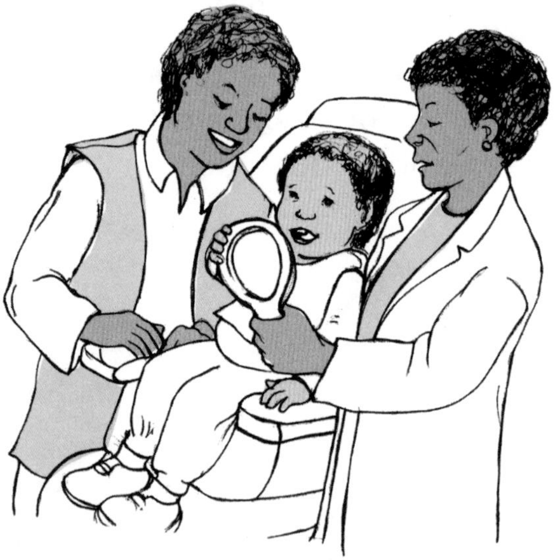

- le dirá cómo alimentar al bebé para que el bebé tenga dientes sanos.
- le enseñará a cuidar bien los dientes del bebé para evitar las caries antes de que aparezcan.
- verificará que el bebé reciba la cantidad correcta de fluoruro.
- le dirá cómo evitar accidentes que pudieran dañar los dientes del bebé.

¿Qué veo?

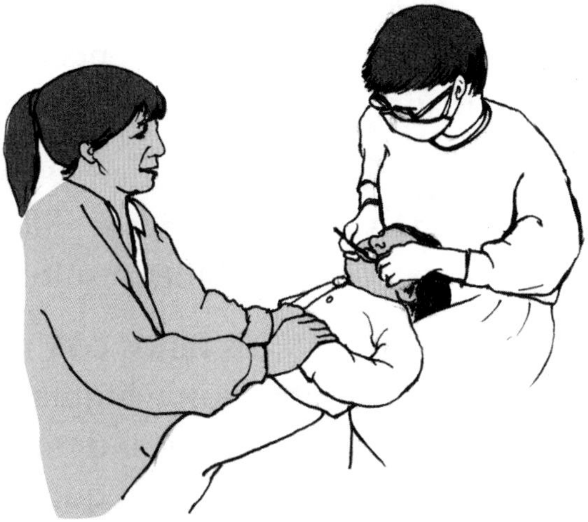

El dentista podría pedirle que sujete al bebé de una manera específica para poder ver bien el interior de la boca del bebé. Tendrá que acostar al bebé en las piernas de usted con las piernitas alrededor de su cintura, como abrazándola. Usted y el dentista estarán viéndose de frente con las rodillas muy cerca unas a otras. El bebé estará acostado entre las piernas de usted y las del dentista. Es muy probable que el dentista le muestre al niño(a) un cepillo de dientes.

¿Qué puedo hacer en casa?

- Preguntele al médico de su bebé que le recomiende un dentista para niños. También puede hablar con amigos o familiares para pedirles que le recomienden uno
- Lleve al bebé al dentista antes de que cumpla un año de edad.

¿Cuándo debo llamar al dentista?

Debe llamar al dentista si ocurre algo con uno de los dientes del bebé. Si un diente o muela está roto o se cayó por un golpe, asegúrese de llamar al dentista de inmediato.

¿Qué más debo saber?

Una boca sana tiene encías firmes color de rosa, dientes blancos y sin lesiones o llagas en la boca.

Algunos dentistas atienden a niños únicamente. Se les llama **dentistas pediátricos**. Éllos saben qué hacer con los niños para que la consulta resulte más agradable.

Los bebés y los niños con necesidades especiales podrían necesitar atención y limpieza adicional de sus dientes y muelas. Pregúntele al dentista o al pediatra sobre la manera específica de ayudar a que su hijo(a) tenga dientes limpios y sanos.

Aparición de los dientes de leche

¿Qué es?

La aparición de los dientes de leche es cuando a un bebé le empiezan a salir los dientes de las encías por primera vez. Los dientes de leche empiezan a aparecer alrededor de los 4 meses de edad.

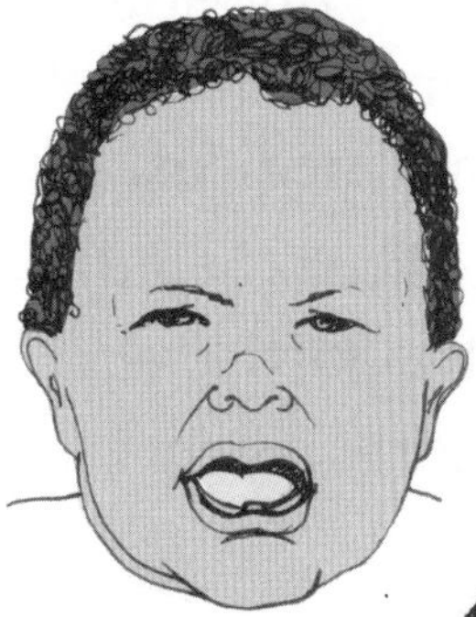

¿Qué veo?

Las encías del bebé podrían verse rojas o hinchadas. Las encías del bebé podrían estar muy sensibles al tacto. La aparición de los dientes de leche puede doler y hacer que el bebé esté inquieto y de mal humor. El bebé podría babear mucho. Los bebés se meten cosas a la boca con más frecuencia cuando les están saliendo los dientes. El morder y masticar cosas les alivia el malestar en la boca.

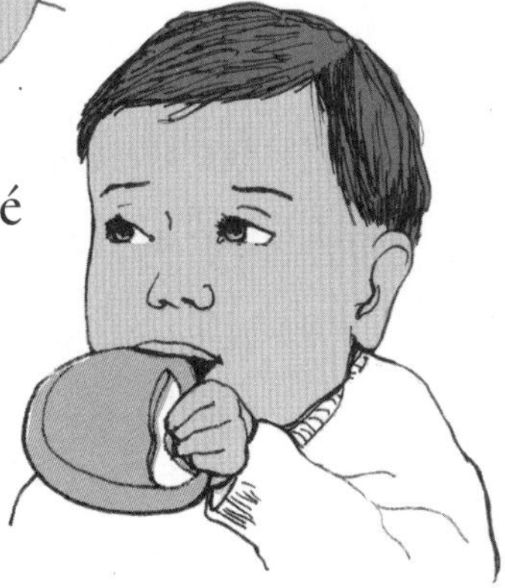

¿Qué puedo hacer en casa?

- Frote y limpie suavemente la parte donde están saliendo los dientes. Use una toallita limpia y húmeda.
- Dele al bebé algo bueno y seguro para que lo muerda. Un aro mordedor es una buena opción, pero nunca le dé un aro mordedor que contenga líquido.

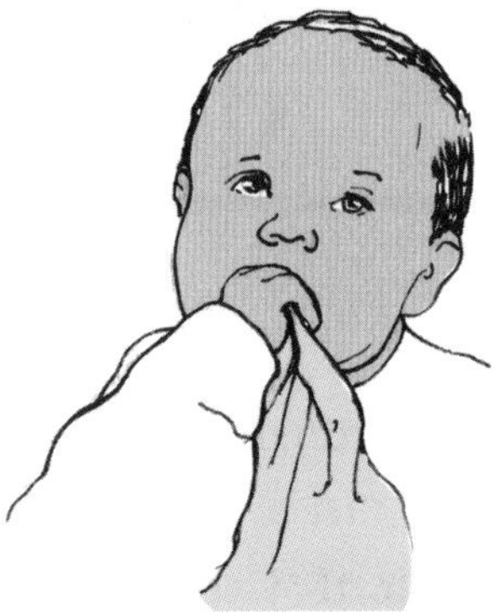

- Deje que el bebé muerda una toallita limpia y húmeda que haya estado en el congelador (no la deje en el congelador más de 30 minutos).
- No frote gel que adormece la piel en las encías del bebé. El gel que adormece la piel hace que el bebé pierda sensibilidad en las encías, pero puede causar serios problemas médicos.
- No frote licor (bebidas alcohólicas) ni alcohol en las encías del bebé.
- Nunca corte las encías del bebé para permitir que salga un diente.

¿Cuándo debo llamar al dentista?

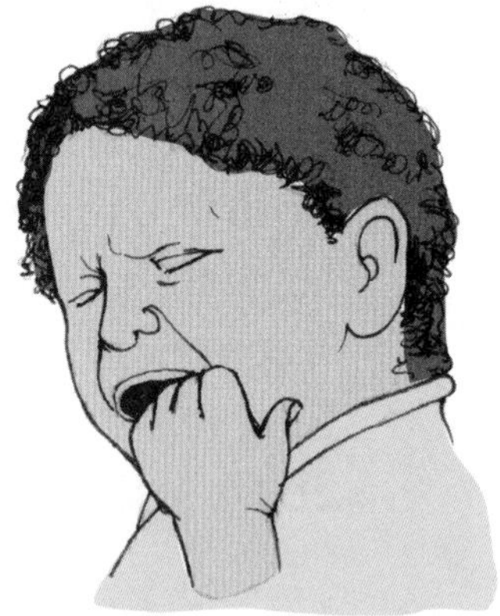

Llame al dentista si:

- el bebé sigue llorando o malhumorado después de seguir los consejos anteriores.

El dentista puede decirle si debe darle al bebé una medicina contra el dolor.

¿Qué más debo saber?

La aparición de los dientes de leche no produce fiebre.

Chupones y chupadedos

¿Qué es?

Un **chupón** es algo que puede comprarle al bebé para que lo chupe para que se sienta tranquilo.

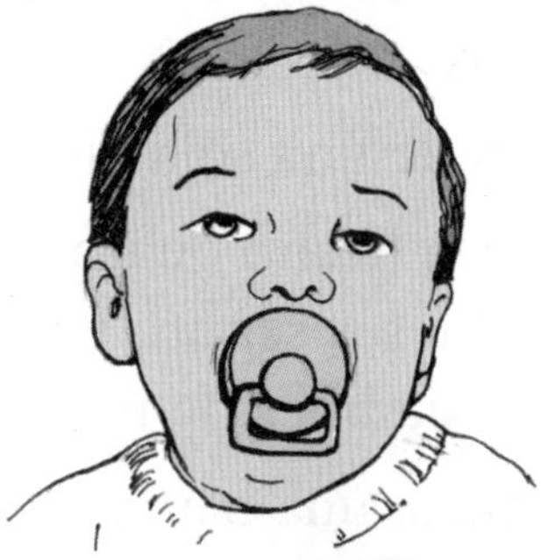

¿Sabía usted?

Algunos bebés se sienten mejor si tienen algo en la boca que se puedan chupar. Es normal para los bebés chupar algo. Muchos bebés se chupan el pulgar u otro dedo para sentirse tranquilos. A otros bebés les gusta tener un chupón en la boca para tranquilizarse.

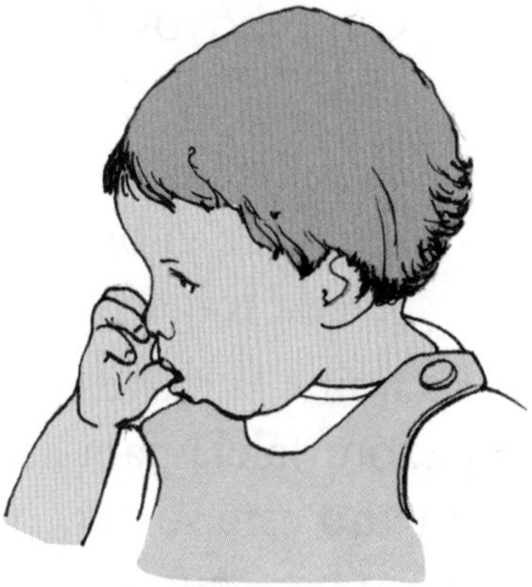

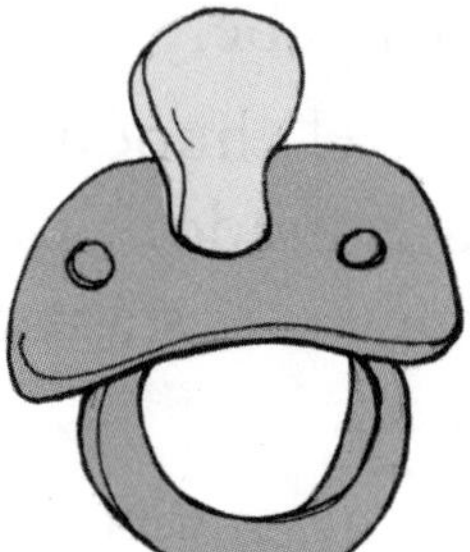

¿Qué veo?

Un chupón está hecho de hule (goma) y tiene la forma de un pezón.

¿Qué puedo hacer en casa?

- Dele al bebé un chupón limpio y seguro. Asegúrese de que esté hecho de un material fuerte. Un chupón es seguro si:
  - es de una sola pieza.
  - está hecho de un material que sea seguro para estar en la boca de un bebé.
  - tiene una base para la boca con 2 hoyos de aire en ella.
  - es suficientemente grande para que el bebé no se lo pueda tragar.

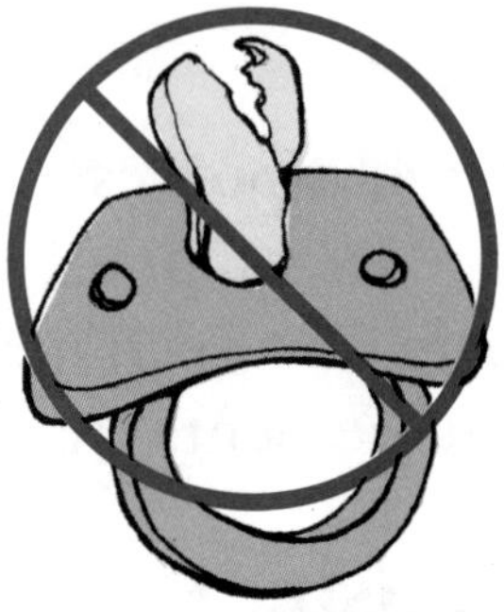

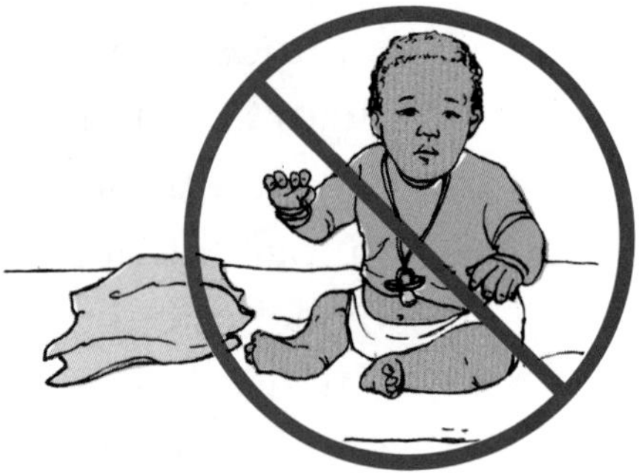

- Examine la parte en forma de pezón. Jálela para asegurarse de que no esté suelta. No la separe de su base cuando esté en la boca del bebé.

- Deseche el chupón si está muy usado. Compre uno nuevo si está roto o agrietado.
- Nunca cuelgue el chupón ni ninguna otra cosa alrededor del cuello del niño. Podría ahorcarlo y causarle la muerte.
- Nunca amarre un chupón a la cuna o a la cama.

- Nunca ponga miel o ningún líquido dulce en un chupón. Eso puede producir caries. Los niños menores de un año nunca deben tomar miel. La miel puede hacer que se enfermen.

¿Cuándo debo llamar al dentista?

Llame al dentista si su hijo(a) se chupa el pulgar o los dedos, o si usa un chupón. El dentista podría revisar la manera en que muerde. La mordida es la manera en que se juntan los dientes de arriba del bebé con los de abajo.

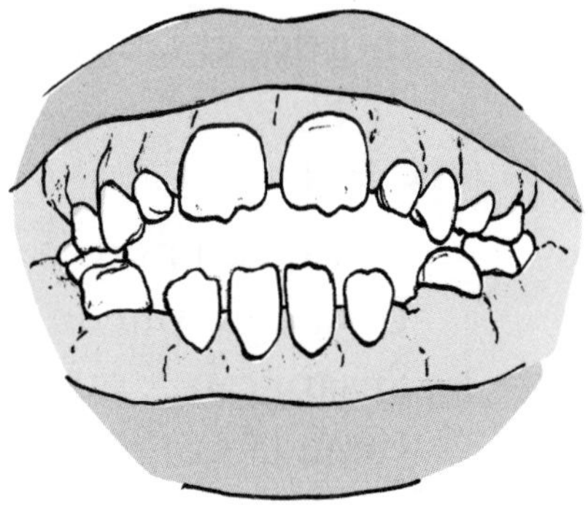

Llame al dentista si le preocupa que su hijo(a) use un chupón o se chupe el dedo. Llame al médico de inmediato si el bebé se traga un pedazo del chupón.

¿Qué más debo saber?

- El hecho de usar un chupón demasiado tiempo puede hacer que los dientes de su hijo estén torcidos o amontonados.
- Casi todos los niños dejan de usar el chupón por sí solos. La mayoría de ellos lo dejan entre los 3 y los 4 años.

Accidentes dentales

¿Qué son?

Los **accidentes** son cuando ocurre algo inesperado, como una caída. Alguien puede lastimarse. A veces los bebés y los niños pequeños se lastiman la boca, los labios, la lengua o los dientes. Les puede ocurrir cuando juegan, trepan, correr o en cualquier otra actividad. Un niño también se puede morder el labio o la boca cuando mastica algo.

¿Qué veo?

Su hijo(a) podría estar llorando o usted podría ver sangre. La sangre puede venir de las encías, la lengua o los labios. Si sangran, examine dentro de la boca para saber de dónde viene la sangre.

Si el bebé ya tiene dientes, podrían dañarse en una caída y por un golpe fuerte en la cara. Los dientes podrían enterrarse en las encías, o salirse un poco de ellas. Podría romperse un pedazo del diente del bebé, o podría caerse todo el diente.

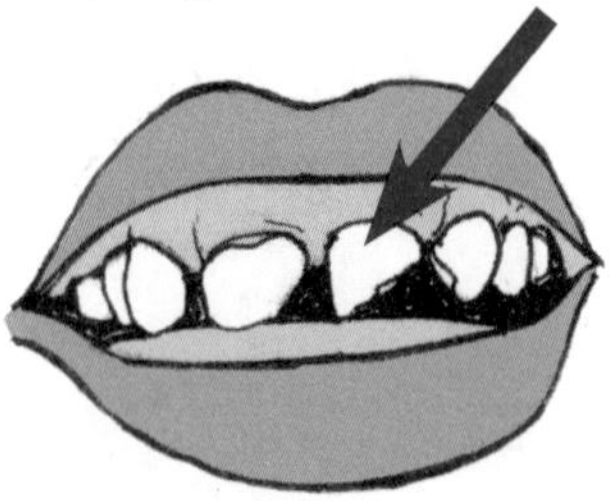

¿Qué puedo hacer en casa?

- Si los dientes o las encías de su hijo(a) están sangrando: Moje con agua fría una toallita limpia o un pedazo de gasa limpia. La gasa es una malla de tela limpia. Se puede usar para limpiar sangre, o para cubrir una cortadura, como un curita. Presione la gasa o la toallita fría sobre la zona que está lastimada.

- Si está roto un diente: Enjuague la boca de su hijo(a) con agua tibia. Póngale una toallita fría en la cara o en la zona donde se le cayó el diente. Eso evitará que se inflame.

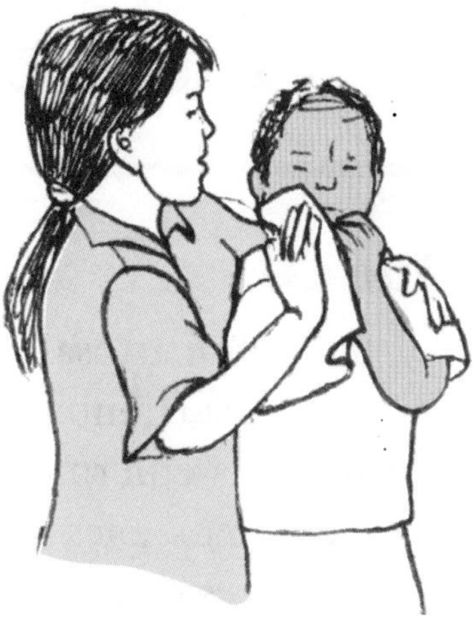

- Si el diente se cayó completamente: Métalo en un contenedor limpio con leche. Es importante que el diente se mantenga mojado (vea la página 156, "Pérdida de dientes por un golpe").

¿Cuándo debo llamar al dentista?

Llame al dentista si:

- su hijo(a) se lastima la boca, o se lastima la cara cerca de la boca.
- su hijo(a) se lastima y tiene sangre en los dientes o las encías.
- el labio de su hijo(a) tiene una mordedura o sangra después de lastimarse.
- su hijo(a) se lastima y no puedo comer alimentos fríos sin llorar.

Tenga a la mano el número de teléfono de emergencia del dentista o de la clínica dental. Anótelo en el frente de este libro ahora mismo.

¿Qué más debo saber?

Si un bebé se lastima un diente, puede afectar al diente permanente que crece abajo de él.

Fiebre aftosa humana

¿Qué es?

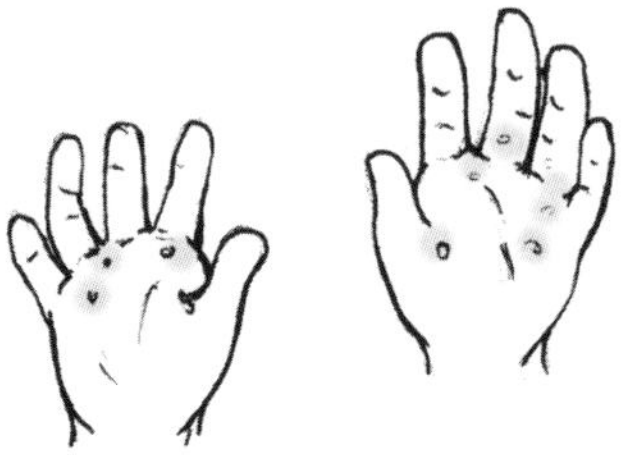

La fiebre aftosa humana (también llamada enfermedad de manos, pies y boca) es causada por un virus. Uno se puede contagiar fácilmente de otra persona.

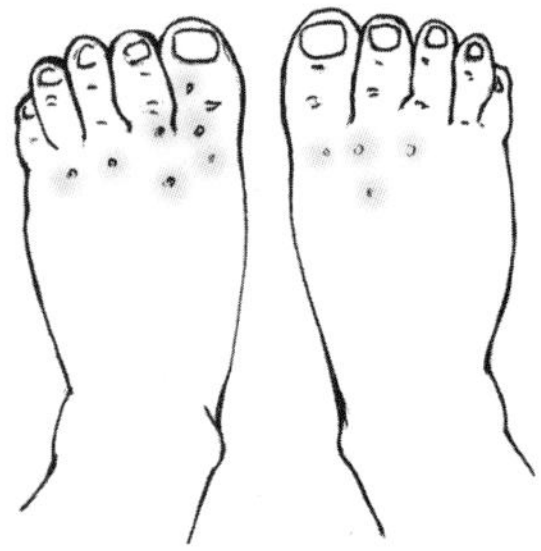

¿Qué veo?

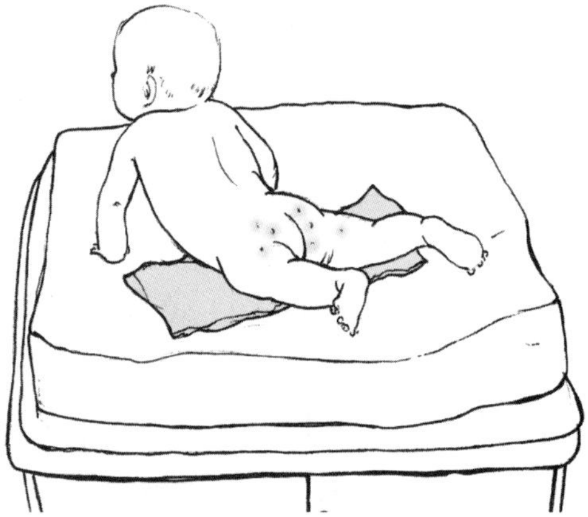

Su hijo(a) puede tener fiebre de 101°F (38.5° centígrados) o más. Se podrían ver pequeños granitos en la boca del bebé, o en sus manos o pies. Esos granitos se ven como ampollas. También podría verlos en el área del pañal, o en los brazos y piernas. Cuando están en la boca, pueden encontrarse:

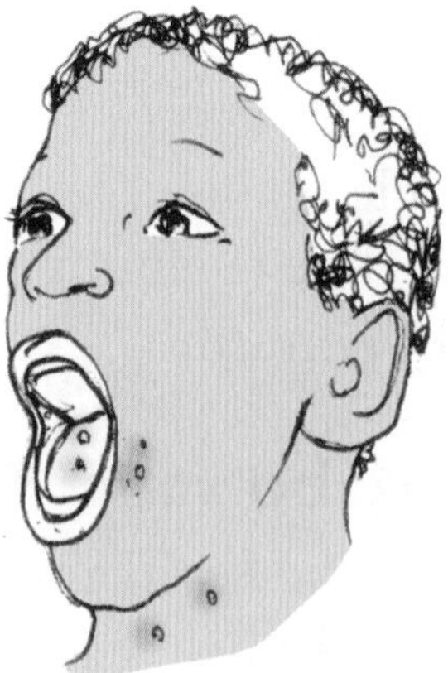

- en la lengua
- en las encías
- dentro de los labios
- en las mejillas

- cerca de la garganta

Es posible que el niño(a) no quiera comer.

¿Qué puedo hacer en casa?

- Llame al médico o al dentista antes de hacer algo.
- Si su hijo(a) tiene fiebre, pregúntele al médico o al dentista si debe darle Tylenol al niño(a).
- Dele a su hijo(a) pequeñas cantidades de agua fría.
- Trate de evitar el contagio de la enfermedad a otras personas:
    - Lávese las manos con frecuencia
    - No comparta alimentos ni juguetes.
    - Haga que cada niño use su propia toalla.
    - Mantenga a su hijo(a) en casa.

¿Cuándo debo llamar al dentista o al médico?

Llame al dentista si ve granitos en la boca del bebé. Llame al médico del niño(a) si tiene fiebre para preguntarle si puede darle Tylenol a su hijo(a).

¿Qué más debo saber?

Los granitos desaparecen aproximadamente en una semana. La fiebre aftosa humana puede contagiarse a otras personas.

Esta enfermedad es más frecuente en el verano y el otoño.

La fiebre aftosa humana es distinta a la fiebre aftosa del ganado, que solamente afecta a los animales. A los seres humanos no les da fiebre aftosa del ganado, y a los animales no les da fiebre aftosa humana.

Los dientes de sus hijos (de los 6 a los 11 años) 8

Notas

Las muelas de los seis años

¿Qué son?

Las muelas son los dientes anchos y planos en la parte de atrás de la boca. Se usan para moler y masticar los alimentos. A casi todos los niños les salen estas muelas alrededor de los seis años de edad. Esas muelas son para el resto de su vida.

¿Qué veo?

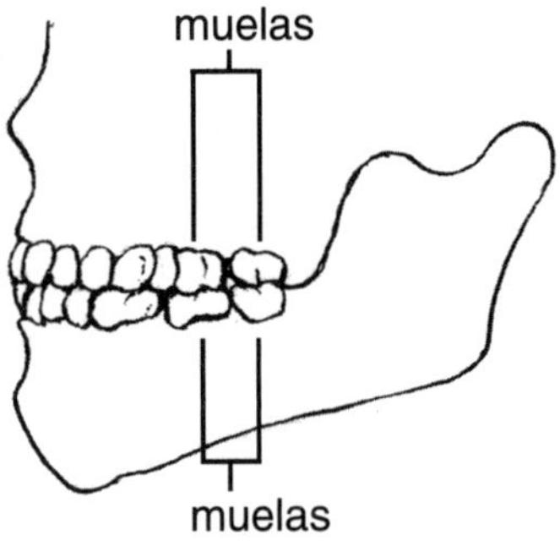

Al principio podría ver las puntas blancas de las muelas que salen de las encías de su hijo(a). Aparecen arriba y abajo en la boca.

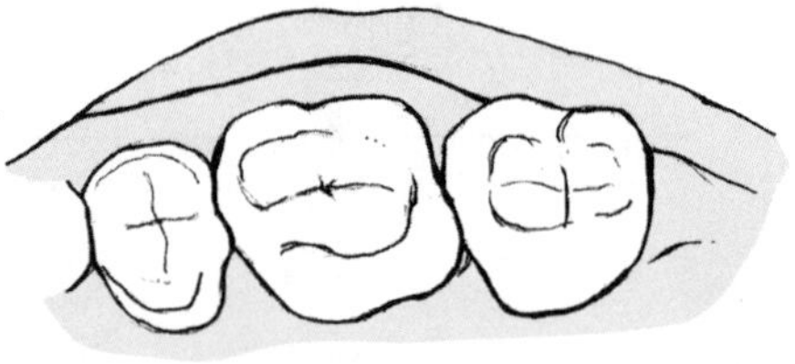

Están en la parte de atrás de la boca, detrás del último diente de leche (otros dientes permanentes saldrán abajo de esos dientes de leche).

¿Qué puedo hacer en casa?

- Empiece a buscar las muelas cuando su hijo(a) tenga 5 o 6 años. Examínele la boca aproximadamente cada semana para ver si ya están saliendo las muelas.

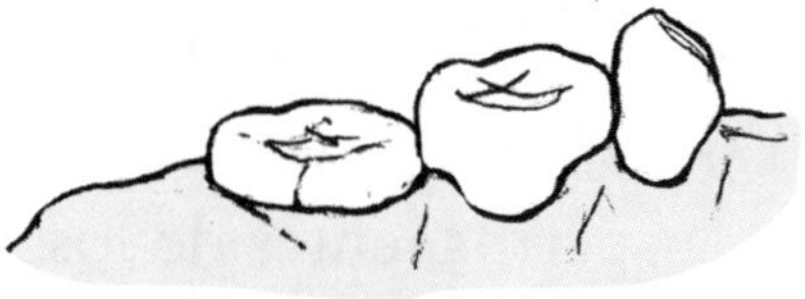

- Cuide las muelas de los seis años. Necesitan atención adicional cuando empiezan a salir de las encías. Ayúdele a su hijo(a) a mantenerlas limpias. Use un pequeño cepillo de dientes para llegar hasta atrás y limpiarlas en el momento en el que empiezan a salir.
- Use pasta de dientes con fluoruro si su hijo(a) sabe escupir. La cantidad de pasta de dientes debe ser equivalente al tamaño de un garbanzo.
- Haga que su hijo(a) se cepille los dientes todas las mañanas y todas las noches antes de acostarse, y que también use hilo dental una vez al día. Ayúdele a cepillarse y a usar hilo dental hasta que lo pueda hacer bien por sí mismo.

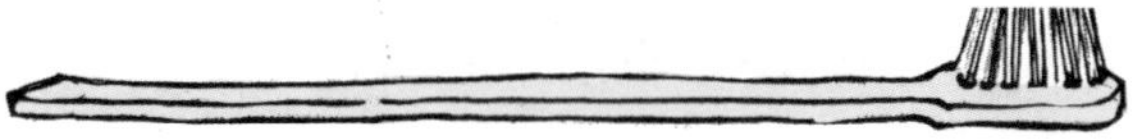

¿Sabía usted?

La mayoría de los niños ya tiene sus 4 muelas de los seis años cuando entra a primer grado escolar. Son los dientes más grandes. También son los más anchos en la parte de arriba donde mastican y muelen los alimentos.

Estas muelas son los dientes más importantes para la mordida de un niño(a). La mordida es la manera en que se acomodan los dientes cuando se juntan.

Los adultos usan estas muelas más de lo que usan otros dientes para masticar sus alimentos.

¿Cuándo debo llamar al dentista?

Llame al dentista cuando vea que empiezan a salir las muelas permanentes de los seis años. El dentista tal vez quiera poner una capa de plástico (también se le llama sellador) sobre las muelas. El dentista tal vez quiera hacerlo incluso cuando las muelas no han terminado de salir. Eso les ayuda a protegerlas contra las caries.

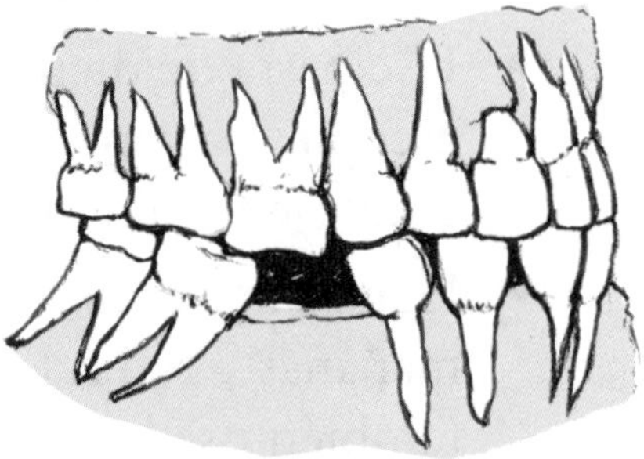

Puede hablar con su dentista durante la revisión semestral. Su hijo(a) debe ir al dentista cada 6 meses para una revisión.

¿Qué más debo saber?

Las muelas de los seis años son las que tienen las raíces más fuertes. Son piezas importantes porque ayudan al resto de los dientes a alinearse como deben. Si una de estas muelas tiene una carie o se cae por un golpe, tiene que arreglarse o reemplazarse. Otras muelas pueden salir de una forma inapropiada si falta cualquiera de las muelas de los seis años.

Pérdida de los dientes de leche

¿Qué es?

En un momento determinado, los niños pierden los dientes de leche y les salen dientes más grandes. Estos dientes son permanentes. Entre los 5 y los 7 años de edad de su hijo, se le aflojarán los dientes de enfrente. Luego se caerán. Esto quiere decir que los dientes permanentes están listos para salir.

¿Qué veo?

Los dientes de enfrente de su hijo(a) se verán y sentirán flojos. Uno puede moverlos hacia adelante y hacia atrás. Poco tiempo después, se caen. A veces sangra un poco el sitio donde estaba el diente de leche.

¿Qué puedo hacer en casa?

- Tranquilice a su hijo(a) diciéndole que perder los dientes de leche es un proceso normal.
- Deje que los dientes de leche se caigan solos. Si uno los jala antes de que estén listos para caerse, romperá la encía y podría sangrar. No trate de jalar un diente para que se caiga.
- Deje que su hijo(a) mueva el diente hacia adelante y hacia atrás si quiere hacerlo.
- Dele a su hijo(a) alimentos blandos si le cuesta trabajo comer. Podría ser gelatina, pudín, yogur o queso blando.

- Explíquele lo que esta sucediendo para que no se asuste cuando tenga un diente flojo. Algunos padres le dan un premio al niño(a) cuando se les cae el primer diente.
- Si la boca de su hijo(a) sangra cuando se le cae un diente, pongale una gasa limpia y húmeda o una toalla de papel húmeda en el sitio donde estaba el diente que se cayó. Presione ligeramente la gasa o la toalla y mantengala presionada entre 3 y 5 minutos. También puede tratar de poner una bolsita de té tibia y húmeda en ese sitio.

¿Cuándo debo llamar al dentista?

Llame al dentista si:

- su hijo(a) tiene dolor.
- su hijo tiene dolor y las encías muy hinchadas.
- si el diente permanente sale antes de que el diente de leche se caiga.
- su hijo(a) tiene problemas para morder porque tiene una muela floja.
- sangra la encía más de 10 minutos después de que se caiga un diente.

¿Qué más debo saber?

Las encías de su hijo(a) podrían estar hinchadas porque le está saliendo un nuevo diente más grande para sustituir al diente de leche.

También puede haber sangrado aunque el diente se caiga por sí mismo.

Muchos niños esperan con gusto tener un diente flojo.

Pérdida temprana de los dientes de leche

¿Qué es?

Los dientes de leche deben permanecer en la boca hasta que el diente permanente abajo de ellos los empuje hacia afuera y haga que se caigan. Los dientes de leche puedan caerse antes debido a una carie o a un golpe.

¿Qué veo?

Si un niño(a) pierde un diente de leche temprano (antes de lo normal), verá un hueco ahí donde estaba el diente. No verá que empieza a salir un diente permanente. Si su hijo(a) pierde el diente debido a caries, verá un hueco. Las raíces del diente podrían estar todavía dentro de la encía.

¿Qué puedo hacer en casa?

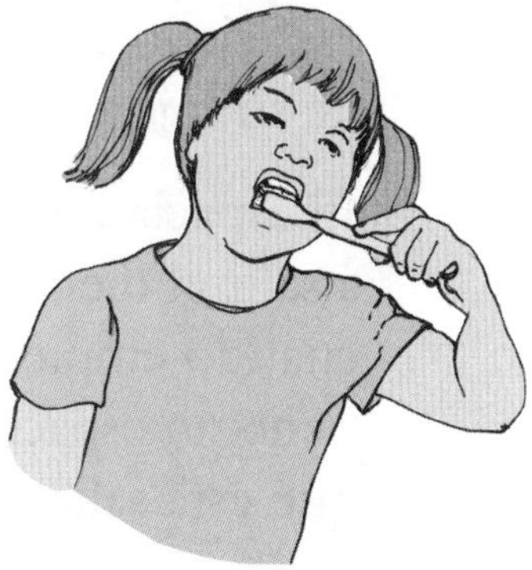

- Examine regularmente los dientes de su hijo(a). Si ve algún cambio, pregúntele al dentista qué es.
- Asegúrese de que su hijo(a) se cepille los dientes dos veces al día y use hilo dental una vez al día. Esto ayuda a evitar las caries. El niño(a) debe cepillarse bien y usar correctamente el hilo dental para cuando tenga 9 años. Antes de eso, usted podría tener que ayudarlo.
- Asegúrese de que el niño reciba la cantidad adecuada de fluoruro. Verifíquelo con su dentista.
- Vaya al dentista para una revisión cada 6 meses. El dentista examinará la boca para ver si hay caries.

¿Cuándo debo llamar al dentista?

Llame al dentista de inmediato si se cae un diente de leche antes de tiempo.

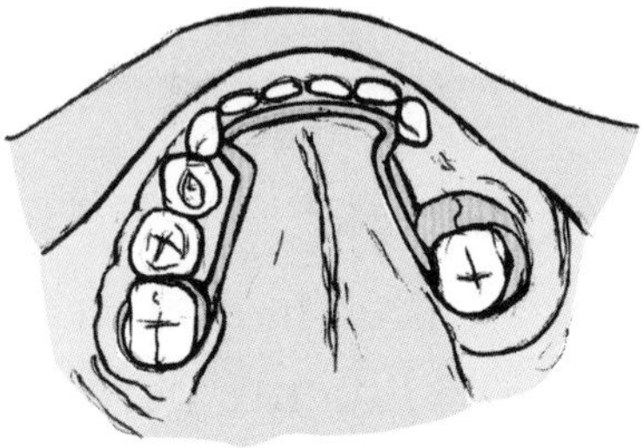

Es posible que el dentista ponga un **espaciador**. Esto es para guardar un espacio del tamaño adecuado para el diente permanente. Sin el espaciador, los otros dientes pueden moverse de su lugar y ocupar ese espacio. Estos podrían no dejar suficiente espacio para que crezca ahí un diente permanente.

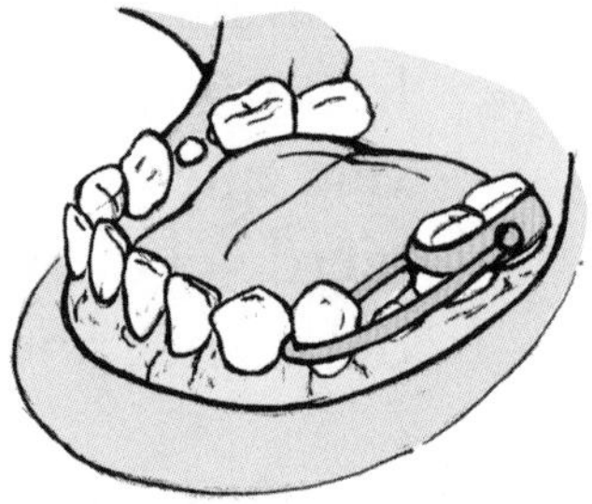

Los dientes cercanos pueden moverse hacia el espacio libre en poco tiempo, incluso en solo 6 semanas. El dentista decidirá si su hijo va a necesitar un espaciador. Esto dependerá de la edad de su hijo y del diente que se cayó.

El espaciador generalmente se deja ahí hasta que empiece a salir el diente permanente. Revise regularmente para ver cuando empiece a salir el diente permanente si su hijo(a) tiene un espaciador en la boca. Llame al dentista cuando vea que está saliendo el diente nuevo.

¿Qué más debo saber?

Si un diente de leche se cae mucho antes de tiempo y no se coloca un espaciador, es posible que no haya espacio para el diente permanente. Se podría quedar enterrado en la encía.

Algunos niños tienen problemas para pronunciar ciertas letras o palabras correctamente cuando les falta uno o más dientes de leche.

Dientes permanentes (de adultos)

¿Qué son?

Los **dientes permanentes** salen cuando se caen los dientes de leche. Esto empieza a ocurrir cuando los niños tienen cinco o seis años.

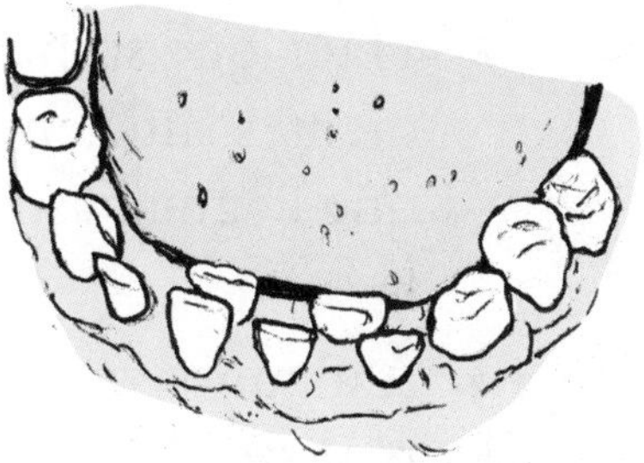

¿Qué veo?

La mayoría de los niños primero pierden los 2 dientes de enfrente de abajo. Luego salen los dientes permanentes para sustituirlos. A veces los dientes permanentes salen detrás de los dientes de leche antes de que estos se caigan. Parece como si el niño tuviera 2 filas de dientes. Esto es normal.

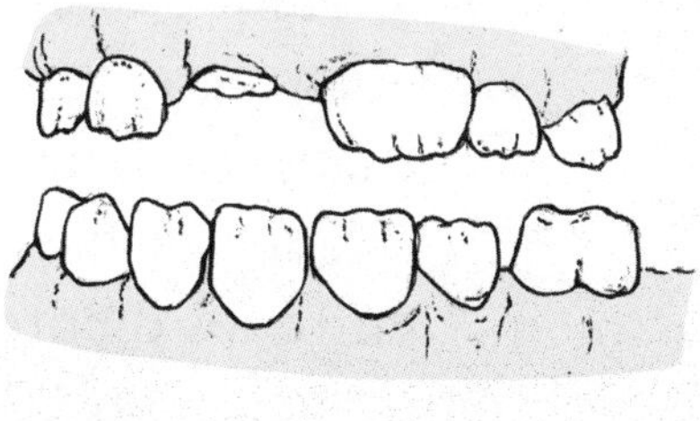

Cuando salen los dientes de enfrente de arriba, podría ver un poco de abultamiento en las orillas de los dientes. Esto también es normal.

Algunas veces se ven primero las muelas de los seis años en las cuatro esquinas posteriores de la boca. Cada niño es diferente.

¿Qué puedo hacer en casa?

- Revise, al menos una vez por semana, si empiezan a salir los nuevos dientes permanentes de su hijo(a). Pídale que abra bien la boca para que usted pueda ver.
- Cepille bien los nuevos dientes. Use pasta de dientes que contenga fluoruro si su hijo(a) sabe escupir. Use una cantidad de pasta equivalente al tamaño de un garbanzo.
- Haga que su hijo(a) use un cepillo de dientes suficientemente pequeño para que llegue hasta los dientes de atrás de la boca.

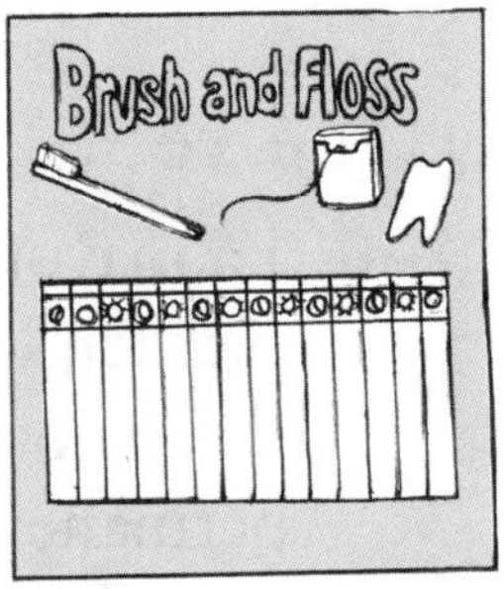

- A algunos padres les ayuda llevar un registro del avance de su hijo(a). Usted puede poner etiquetas adhesivas en él y darle un premio cuando se acuerde de cepillarse los dientes 2 veces al día y de usar hilo dental todos los días.
- Verifique qué tan bien se cepilla su hijo(a) los dientes y cómo usa el hilo dental. Cepíllelos otra vez y vuelva a usar hilo dental si no llegaron a todos los dientes. Si es difícil para el niño manejar el hilo dental para limpiarse entre los dientes, use un porta hilo dental. El porta hilo dental es un sostén de plástico para el hilo que tiene un pequeño mango para que el niño lo agarre. De esa manera, resulta más fácil usar el hilo dental para algunas personas (vea la página 38).

¿Cuándo debo llamar al dentista?

Llame al dentista si sale un diente permanente de un lado, pero no sale el diente del otro lado en más de 6 meses.

Llame al dentista cuando a su hijo(a) le salgan las muelas.

¿Qué más debo saber?

Pueden pasar entre 6 meses y un año para que salga un diente permanente.

Si ve 2 filas de dientes de abajo, no se asuste. Está bien tener los dientes de leche y los dientes permanentes al mismo tiempo. Con un dedo, sienta si los dientes de leche están flojos. La lengua empuja los dientes permanentes (que están detrás de los dientes de leche). Esto ayuda a que los dientes de leche se aflojen y se caigan. Esto debe suceder en unas cuantas semanas.

El dentista decidirá si debe quitar los dientes de leche. Si es así, pídale al dentista que le explique al niño lo que va a hacer.

No se preocupe si ve un abultamiento en las orillas de los dientes permanentes de enfrente de arriba. Es normal. El abultamiento se va suavizando a medida que mastica.

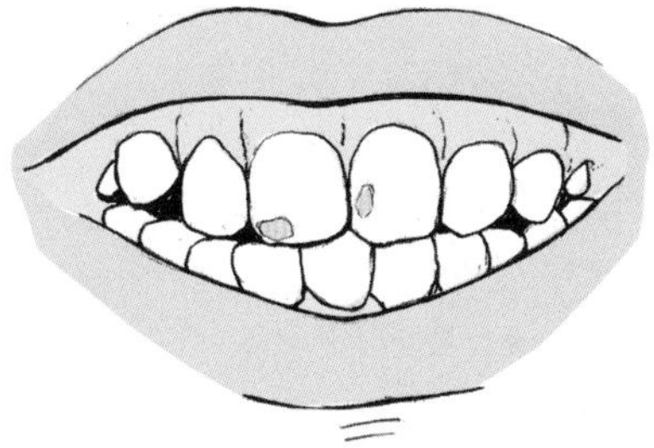

A veces, los dientes permanentes salen con manchas amarillas, blancas o color café. Varias cosas pueden causar manchas en los dientes permanentes:

- Un diente puede tener manchas cuando crece dentro de la encía y el niño tiene mucha fiebre o se lastima un diente de leche.

- Tener demasiado fluoruro cuando los dientes se están formando bajo las encías puede causar manchas blancas en los dientes permanentes de su hijo(a). Pregúntele al dentista sobre las necesidades de fluoruro de su hijo(a). Si no se cepilla bien los dientes o no usa correctamente el hilo dental, podría tener manchas que provienen de la placa bacteriana (vea la página 24).

Casi todos los niños pierden todos sus dientes de leche a la edad de 12 años. Les saldrán 28 dientes y muelas permanentes. A medida que crecen, saldrán también las segundas muelas y entonces tendrán 32 dientes y muelas permanentes.

Selladores

¿Qué son?

Un **sellador** es una capa segura que puede proteger las muelas. El dentista pone el sellador sobre las muelas y esto evita que entren los alimentos y los gérmenes que forman caries.

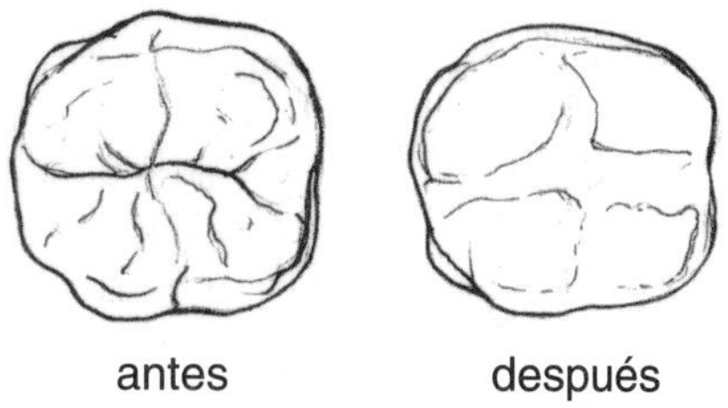

¿Qué veo?

Los dientes de atrás se llaman muelas y tienen hendiduras profundas. Parecen colinas y valles. El sellador en estas muelas se ve como pintura blanca o transparente, pero no es pintura.

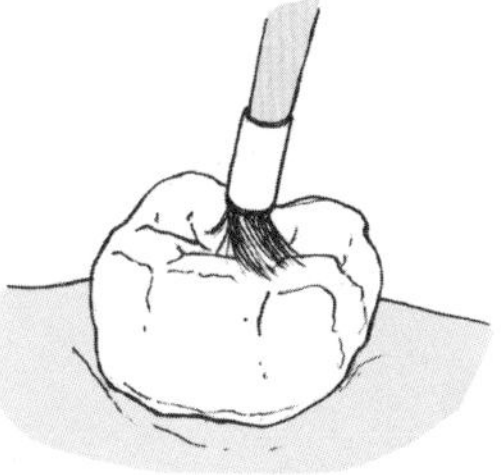

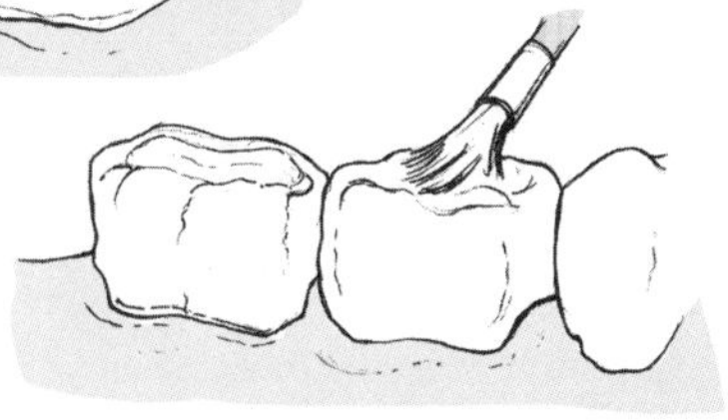

¿Qué puedo hacer en casa?

- Revise la boca de su hijo(a) para saber cuando salgan las muelas de los seis años.

¿Cuándo debo llamar al dentista?

Llame al dentista cuando vea la punta de las muelas de su hijo que comienzan a salir. El dentista decidirá cuándo es el momento de poner el sellador. Generalmente se usa sellador en las muelas. El dentista podría querer también sellar algunas muelas de leche.

¿Qué más debo saber?

Casi todas las caries en los niños mayores de 5 años están en la **superficie** de la muela con que mastica. Es la parte de arriba de la muela (vea las imágenes en la página 99).

Los selladores son seguros y el dentista los pone fácilmente en cada muela. Las muelas selladas tienen menos probabilidad de tener caries. Esto puede ahorrar dinero porque los selladores cuestan mucho menos que un empaste.

Mordida dispareja

¿Qué es?

Una **mordida dispareja** quiere decir que los dientes, los labios y la mandíbula no se alínean de la manera que deben estar alienados.

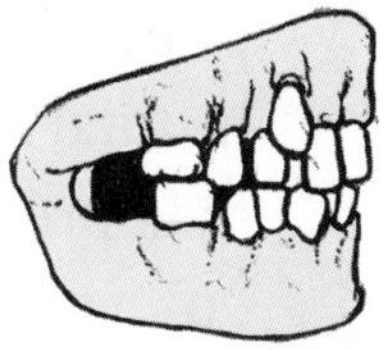

¿Qué veo?

Los dientes de su hijo(a) podrían verse torcidos. Los dientes de arriba podrían salirse demasiado sobre los dientes de abajo. O, cuando la boca está cerrada, los dientes de abajo podrían cerrar más adelante que los dientes de arriba.

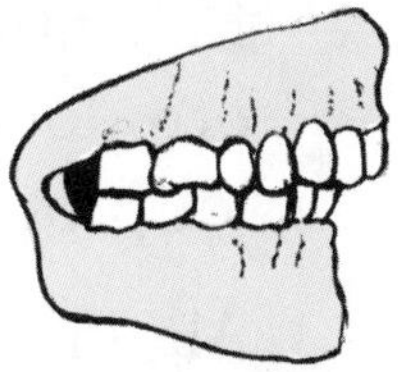

¿Qué puedo hacer en casa?

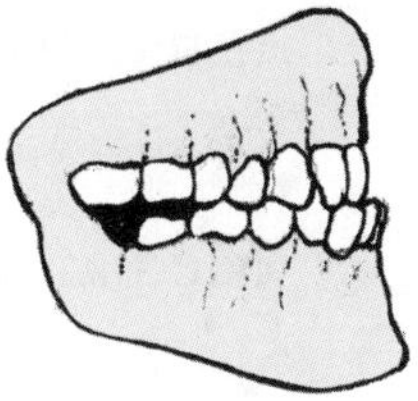

- Asegúrese de que su hijo(a) se cepille dos veces al día y use hilo dental una vez al día.
- Pregúntele al dentista cuándo debería su hijo(a) dejar de chupar el dedo o los dedos, o usar chupón. Chuparse el dedo o el chupón puede hacer que la mandíbula de arriba crezca demasiado hacia adelante.
- Vea a un **ortodoncista** si su dentista lo recomienda. Los ortodoncistas son dentistas especializados en arreglar dientes torcidos y en hacer que se alíneen correctamente los dientes y la mandíbula. Pídale al dentista, o a sus amigos y familiares, el nombre de un ortodoncista de confianza.

¿Cuándo debo llamar al dentista?

Llame al dentista si cree que su hijo(a) tiene una mordida dispareja. Su dentista puede sugerirle que vean a un ortodoncista.

¿Qué más debo saber?

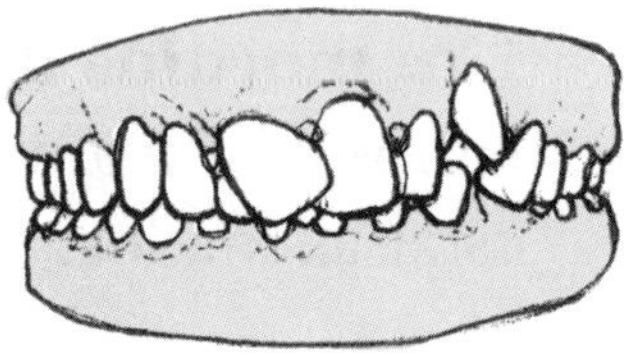

Los dientes torcidos o amontonados pueden ser más difíciles de limpiar. Esos dientes podrían tener más problemas, como caries y enfermedad de las encías.

El dentista podría querer que su hijo(a) vaya a un ortodoncista a temprana edad. Cuanto antes se encuentren los problemas, más fácil podría ser arreglarlos.

Algunos problemas no necesitan arreglarse de inmediato y usted podrá esperar. Algunos niños ven a un ortodoncista cuando tienen entre 7 y 14 años.

Mediante el tratamiento temprano, el ortodoncista puede:

- Ayudar al crecimiento correcto de la mandíbula del niño.
- Evitar lastimar los dientes que sobresalen.
- Hacer que los dientes se vean mejor para que su hijo(a) se sienta mejor.
- Ayudar a que los dientes permanentes salgan mejor.
- Hacer que los dientes y los labios del niño se junten de la manera adecuada.

Mordida dispareja

Los ortodoncistas a menudo usan **frenos** para arreglar los dientes torcidos y la mordida dispareja. Los frenos son alambres que sujetan a los dientes por un tiempo (vea la página 117). Su hijo(a) también podría usar algo que se llama un **retenedor**, que guía la manera en que crece la mandíbula. También abre más espacio para que salgan los dientes permanentes de las encías. Los niños pueden quitarse el retenedor mientras comen.

Protector dental para deportes

¿Qué es?

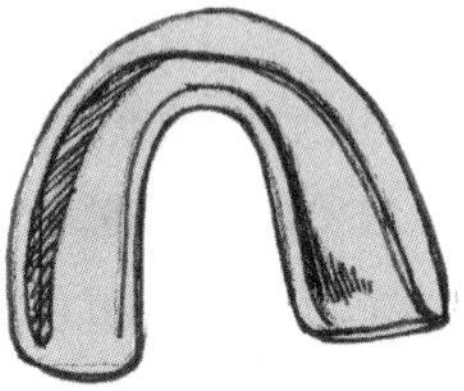

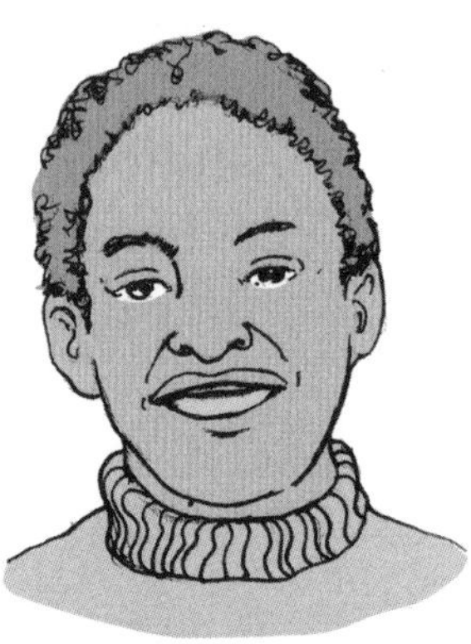

Un **protector dental** es un molde suave de plástico. Se ajusta sobre los dientes y protege la boca de su hijo(a) para que no se la lastime.

¿Sabía usted?

Un protector dental puede proteger a su hijo(a) para que no se lastime los dientes, los labios ni la lengua. También puede protegerle la mandíbula.

Es bueno usar un protector dental cuando juega deportes, como:

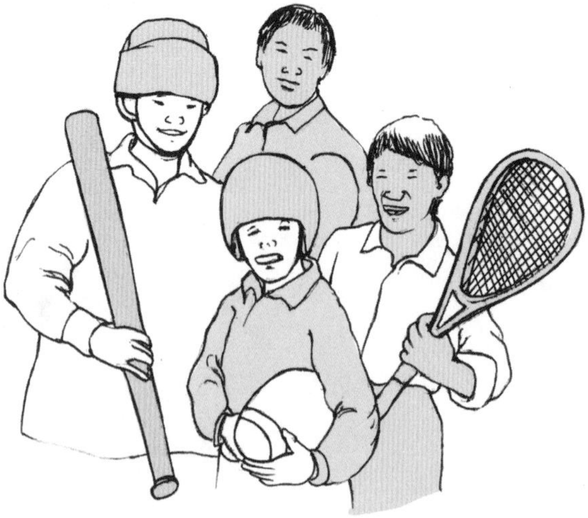

- Basquetbol
- Béisbol
- Fútbol americano
- Fútbol soccer
- Hockey sobre hielo
- Hockey sobre pasto
- Gimnasia
- Boxeo
- Lacrosse
- Voleibol
- Patineta

- Monopatín
- Bicicleta

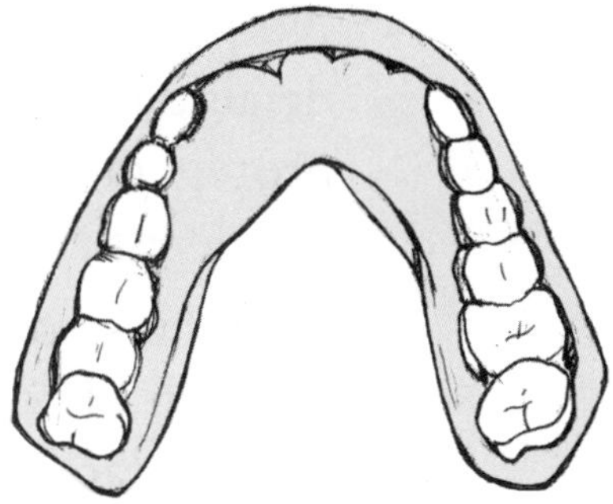

¿Qué veo?

Un protector dental se ve como una pequeña pieza curva de plástico.

¿Qué puedo hacer en casa?

- Compre un protector dental "boil and bite" ("hervir y morder") en una tienda que venda equipo para deportes. El agua tibia la ablanda. Espere a que se enfríe, y pídale a su hijo(a) que se la ponga en los dientes de arriba. A medida que se enfría, se endurece y forma un molde con la forma de los dientes y la boca.
- Siga las instrucciones que vienen con el protector dental. De esa manera, quedará bien ajustada en su lugar mientras su hijo(a) hace deportes.
- Cuide el protector dental de su hijo(a):
  - Lávela con agua fría antes y después de usarla. Se puede lavar con un cepillo y pasta de dientes.
  - No deje un protector dental en un lugar caliente ni en el sol. Podría derretirse y perder su forma.
  - No permita que nadie más useel protector dental de su hijo(a). Eso puede esparcir gérmenes.

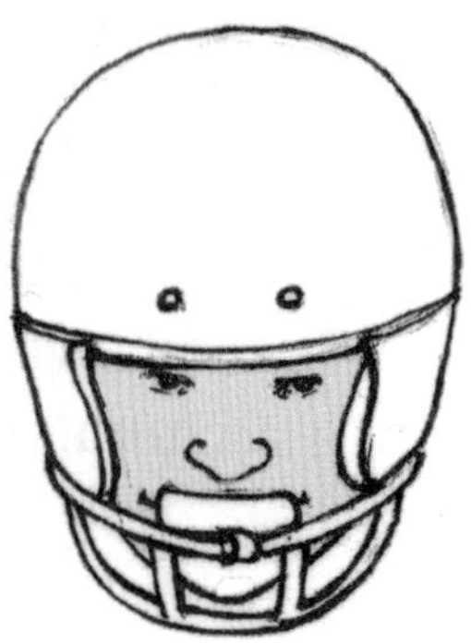

- No permita que su hijo(a) use el protector delantal de alguien más. No será de la misma medida y no protegerá la boca de su hijo(a). Además, también puede esparcir gérmenes en la boca de su hijo(a).
- Asegúrese de que su hijo(a) use un casco cuando ande en bicicleta. Los cascos también son importantes para andar en patineta, patinar y jugar fútbol.

¿Cuándo debo llamar al dentista?

Llame al dentista si quiere un protector dental a la medida. Es más costoso, pero le quedará mejor que un protector de "hervir y morder".

Si su hijo(a) tiene un protector dental, lléveselo al dentista para que lo vea. El dentista podrá asegurarse de que esté en buenas condiciones y se acomode bien en su lugar.

¿Qué más debo saber?

El protector dental debe sentirse cómodo en la boca de sus hijos. Deben poder hablar y respirar bien con el protector puesto.

Un protector dental debe ser fuerte y fácil de limpiar.

Ya que su hijo(a) está creciendo y la boca le está cambiando, debe revisar frecuentemente el protector dental para asegurarse de que aun le queda bien.

Úlceras bucales (llagas)

¿Qué son?

Una **úlcera** es una lesión abierta. Una úlcera bucal puede estar en los labios, las mejillas o la lengua. A veces se le llama **llaga**. Las úlceras bucales pueden ser dolorosas.

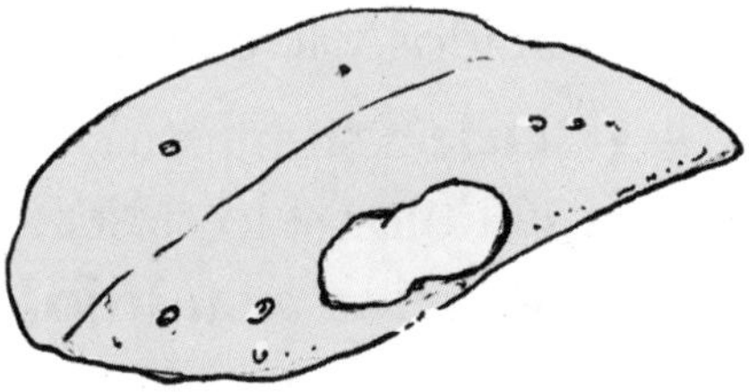

¿Qué veo?

Una llaga es roja al principio. Luego cambia a un color entre blanco y amarillento. Puede ver una o más en la boca de su hijo(a). Las llagas duran de 7 a 14 días.

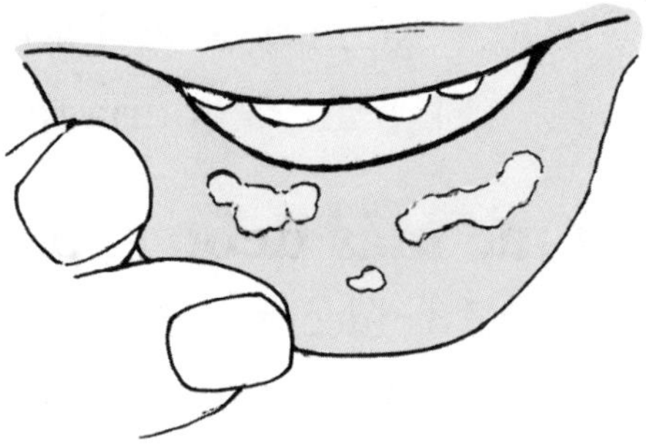

Una vez que se curan, no se puede ver dónde estaban. No dejan cicatriz.

¿Qué puedo hacer en casa?

- Asegúrese de que su hijo(a) coma y beba bien cuando tenga una llaga. Las úlceras duelen, y los niños pueden tratar de evitar ciertos alimentos y bebidas.

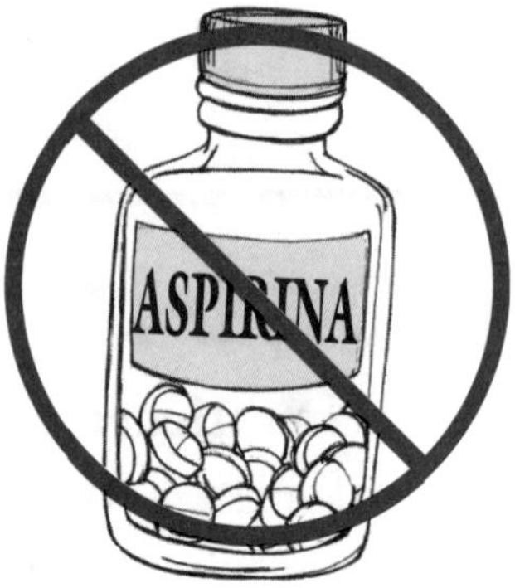

- Elija alimentos ligeros. No le dé comida muy condimentada, o con mucha sal o ácidos. No le dé tomates ni naranjas a su hijo(a) cuando tenga úlceras bucales. Esos alimentos son ácidos y le causarán dolor.
- Dele a su hijo(a) Tylenol contra el dolor si lo desea. **No le dé aspirina a su hijo(a).**

¿Cuándo debo llamar al dentista?

Llame al dentista si:

- ve una úlcera en la boca de su hijo(a).
- su hijo tiene dolor en la boca.

El dentista podría recetarle una medicina al niño(a).

¿Qué más debo saber?

Las úlceras o llagas no se contagian de otra persona. Los dentistas no saben por qué las personas tienen úlceras bucales. Podría ser por alergias a algún alimento, por estrés, por malos hábitos alimenticios, o por lastimarse.

Después de que desaparecen las llagas, pueden volver.

Ampollas o lesiones del herpes simple

¿Qué son?

El **herpes simple** es un germen (virus) que puede causar una lesión en la piel. Estas lesiones pueden estar cerca de la boca o la nariz. También se les llama **fuegos** o **ampollas**.

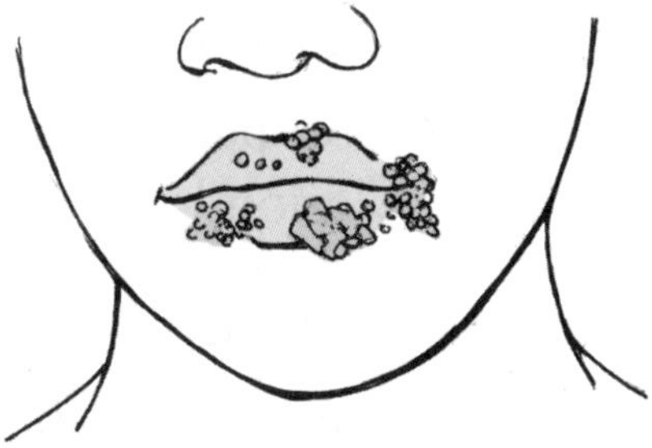

¿Qué veo?

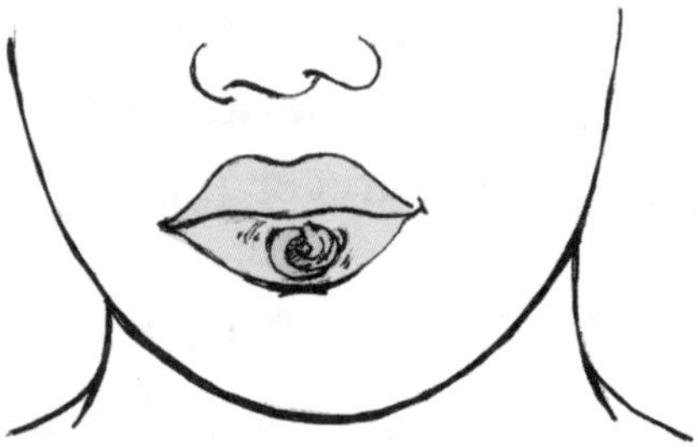

Este tipo de lesiones se ve como una pequeña ampolla transparente llena de líquido. Generalmente aparecen en la cara o el labio. Puede ver una ampolla o un grupo de ampollas. La piel podría dar comezón u hormiguear antes de que aparezca la lesión. La ampolla podría romperse, supurar, y luego secarse y hacerse costra. Poco después, la costra se cae y la piel se cura. La lesión dura entre 7 y 14 días.

¿Qué puedo hacer en casa?

- No toque la lesión ni deje que su hijo(a) la toque. Si usted la toca, puede llevar el germen a otra parte de su cuerpo o contagiarlo a otra persona.

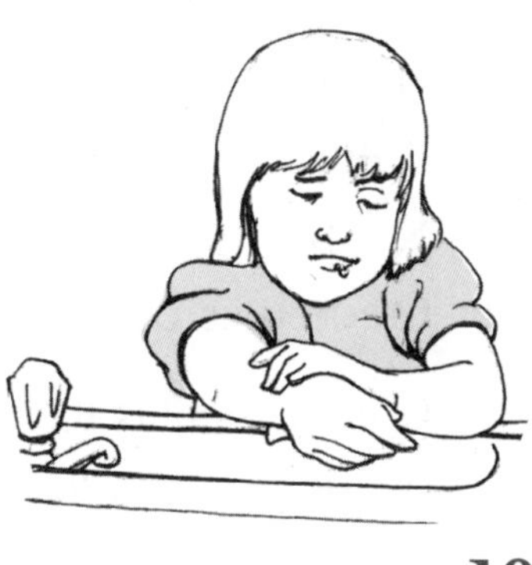

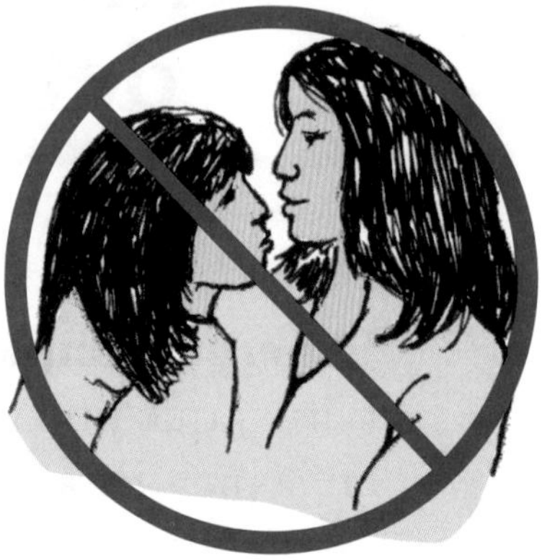

- Lávese las manos después de tocar la lesión.
- No comparta tenedores, cucharas ni vasos o tazas con otros.
- No bese a nadie mientras tenga la lesión.
- No permita que alguien con una lesión le dé un beso.

¿Cuándo debo llamar al dentista?

Llame al dentista si su hijo(a) tiene una ampolla o lesión en el labio o cerca de la boca.

El dentista podría recetarle una medicina para ayudar a curar la herida. Si la usa correctamente, la ampolla podría desaparecer más rápidamente.

¿Qué más debo saber?

Este tipo de lesión se puede contagiar de otra persona. Casi todos los niños que tienen herpes simple se contagiaron al haber tocado a un miembro de la familia o a un amigo que lo tenga. Se puede contagiar si compartimos un tenedor, una cuchara o un vaso para beber con alguien que tenga herpes simple. A algunas personas que les aparece una vez, nunca les vuelve a dar. Pero a otras personas les vuelven a aparecer la misma o más ampollas. Podría ser en el mismo lugar, o cerca del mismo lugar.

No hay cura para el herpes simple. Pero hay nuevas medicinas que pueden evitar que se repita.

Casi todas las lesiones de este tipo se curan de 7 a 14 días y no dejan cicatriz.

El humo de segunda mano y los dientes de los niños

¿Qué es?

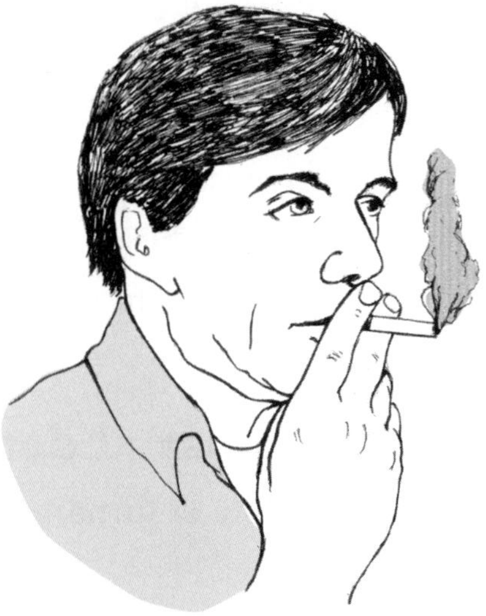

El **humo de segunda mano** es el humo que viene de un cigarro, una pipa o un habano encendido. También es el humo que exhala un fumador. Si alguien fuma cerca de usted, usted respira una parte del humo de segunda mano.

¿Qué veo?

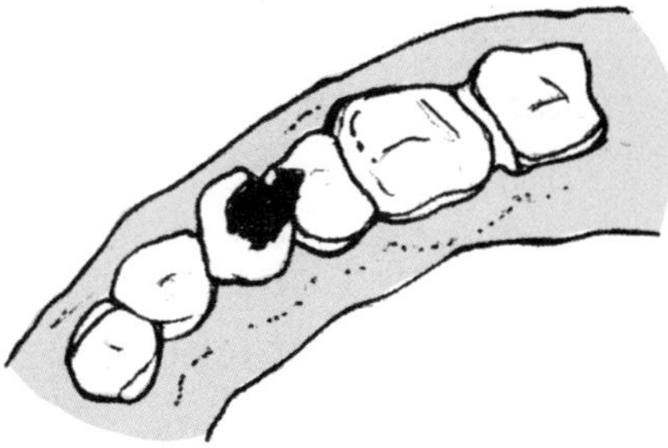

Podría ver más caries en los dientes de un niño que respira humo de segunda mano. Los niños que lo respiran podrían toser o silbarles más el pecho. Podrían tener más problemas con los pulmones, como asma, bronquitis y neumonía.

¿Qué puedo hacer en casa?

- Deje de fumar. Dígale al médico o al dentista que quiere ayuda para dejar de fumar. Ellos conocen formas de ayudarlo a dejar el cigarro. Incluso hay algunas medicinas que le pueden ayudar. También puede ir al sitio web: smokefree.gov para ver ideas que le ayudan a dejarlo.
- No fume cerca de donde haya niños. Si fuma, hágalo al aire libre y lejos de otros.
- Enseñe a sus hijos que fumar o respirar el humo del cigarro les hará daño.

¿Cuándo debo llamar al dentista?

Dígale a su dentista si fuma en la misma habitación que su hijo(a).

¿Qué más debo saber?

Respirar el humo reseca la boca. Cuando uno tiene la boca seca, los gérmenes crecen más rápido. Esto aumenta la posibilidad de tener más caries.

La droga que tiene el tabaco se llama nicotina. Esto permite que los gérmenes crezcan más rápido dentro de la boca y produscan caries.

Los dientes de sus hijos adolescentes (de los 12 a los 18 años)

9

Notas

Cuidado general de los dientes de adolescentes

¿Qué es?

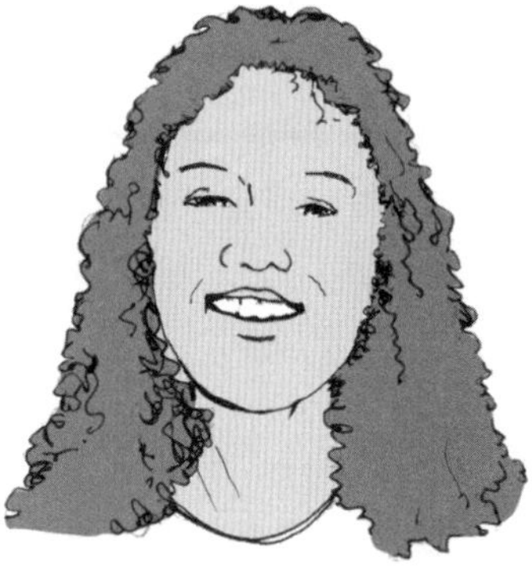

Hay nuevas cosas que aprender sobre el cuidado de los dientes de sus hijos mayores de 12 años. Usted debe saber cómo cuidar los dientes permanentes. También debe aprender sobre los cambios que pueden ocurrir en la vida de un adolescente que pudieran afectar sus dientes y boca.

¿Qué veo?

Para cuando tienen 12 o 13 años, la mayoría de los niños tendrá casi todos sus dientes y muelas permanentes.

A veces podría faltarle un diente o muela permanente. A veces podría haber un diente o muela adicional en la parte de atrás de la boca.

¿Qué puedo hacer en casa?

- Asegúrese de que su hijo(a) adolescente consuma alimentos y bocadillos saludables.
- Asegúrese de que su hijo(a) adolescente consuma suficiente calcio. Esto es mucho más importante para las niñas adolescentes. Haga que su hijo(a) adolescente coma alimentos que contengan un alto nivel de calcio, como queso, yogur y leche. Si no come ni bebe productos lácteos, pregúntele al médico o al dentista sobre otras maneras de consumir suficiente calcio.

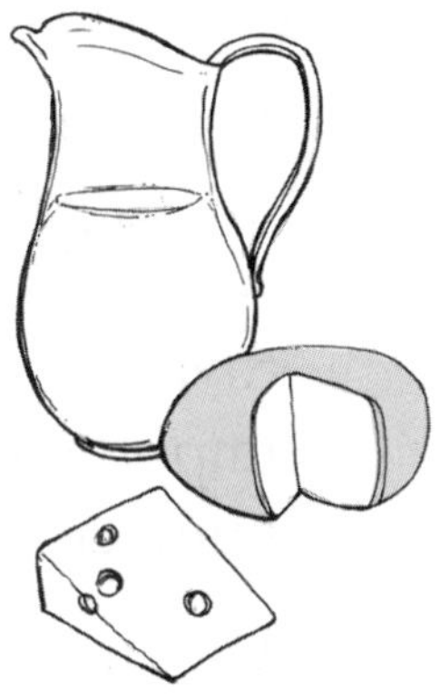

- Trate de limitar el consumo de refrescos (sodas). Si sus hijos adolescentes los toman con la comida, les hará menos daño a los dientes. Es peor tomar refrescos entre comidas.
- Recuérdeles a sus hijos adolescentes que se cepillen los dientes con un cepillo suave dos veces al día, en la mañana y en la noche antes de acostarse. Asegúrese de que la pasta de dientes contenga fluoruro. Asegúrese de que usen hilo dental una vez al día.
- Lea la información en este capítulo sobre el tabaco, la perforación de partes del cuerpo, y los trastornos alimenticios. Hable con sus hijos adolescentes sobre los problemas que esas cosas pueden causar.

¿Cuándo llamo al médico o al dentista?

Llame al dentista si:

- su hijo(a) adolescente todavía tiene dientes de leche.
- su hijo(a) adolescente tiene los dientes torcidos.

Llame al médico si:

- usted cree que su hijo(a) adolescente podría tener un trastorno alimenticio.
- usted cree que su hijo(a) adolescente usa drogas, fuma o masca tabaco.

Sus hijos adolescentes deben ir al dentista cada 6 meses para una revisión.

¿Qué más debo saber?

Los años de la adolescencia pueden ser una época llena de ocupaciones y emociones. Los padres podrían sentirse como si pasaran menos tiempo con sus hijos adolescentes y tuvieran menos control sobre lo que ellos están haciendo. Es importante recordar que la conducta de usted debe ser un buen ejemplo para guiar a sus hios.

Un libro que podría ayudarle es: *Qué hacer para la buena salud de su hijo(a) adolescente (What to Do for your Teen's Health)*. Lo puede comprar directamente de IHA. Lea la contraportada de este libro para ver el número de teléfono y el sitio web. Puede ordenar este libro por teléfono o en línea. La biblioteca local también podría tener una copia de este libro para prestárselo.

Frenos

¿Qué son?

Los **frenos** son alambres que sujetan a los dientes. Pueden arreglar dientes torcidos o una mordida dispareja. Una mordida dispareja es cuando los dientes y la mandíbula no se alínean como deberían hacerlo (vea la página 101).

¿Qué veo?

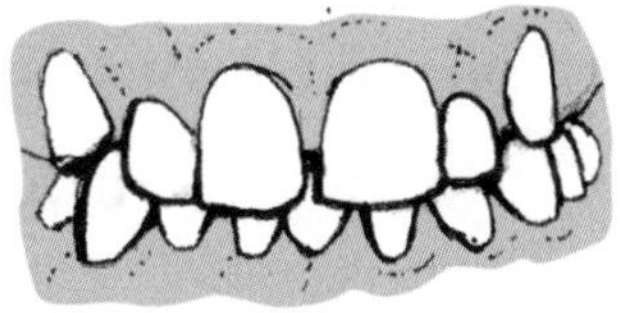

Su hijo(a) adolescente podría tener dientes disparejos, torcidos o amontonados. Los dientes de arriba podrían salir demasiado sobre los de abajo. O los dientes de abajo podrían estar adelante de los de arribacuando se juntan para morder.

¿Qué puedo hacer en casa?

- Pregúntele al dentista de su hijo(a) si debe llevarlo a un **ortodoncista**. Éste es un dentista especializado que trata los dientes y muelas disparejos, torcidos o amontonados. Si su hijo(a) no vio a un ortodoncista durante la niñez, puede ver uno ahora que es adolescente.

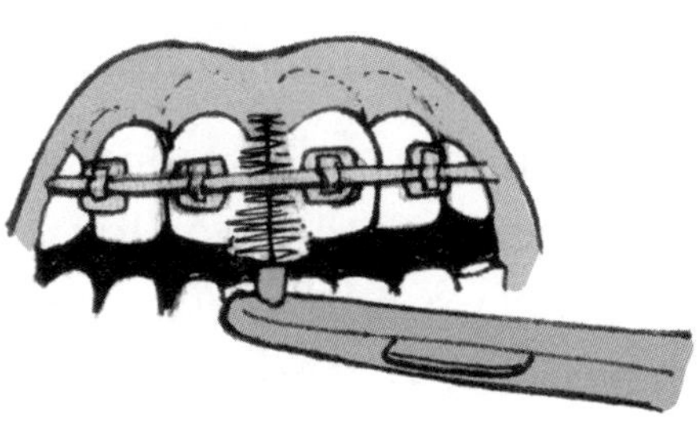

- Pídale al dentista, a amigos y familiares, el nombre de un ortodoncista de confianza.

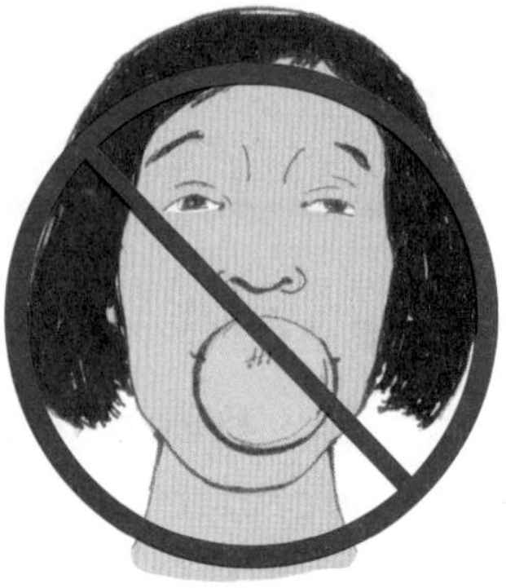

- Asegúrese de que su hijo(a) adolescente haga lo que diga el ortodoncista: Asegúrese de que use el equipo que el dentista le dé.
- Cepíllese los dientes después de cada comida y use hilo dental al menos dos veces al día.
- No coma ni mastique alimentos que sean pegajosos, como caramelos, dulces duros de maní (cacahuate) o goma de mascar (chicle). Estos alimentos pueden doblar o romper los frenos.
- No muerda hielo. El hielo puede doblar o romper los frenos.

¿Cuándo debo llamar al dentista?

Llame al dentista si alguna parte de los frenos de su hijo(a) adolescente se rompe. Es muy importante arreglarlos lo más pronto posible (vea la página 163).

¿Qué más debo saber?

Su hijo(a) adolescente tendrá que usar un retenedor cuando acabe el tratamiento. El retenedor hace que los dientes permanezcan en su lugar.

Si su hijo(a) adolescente no se cepilla ni usa hilo dental correctamente todos los días mientras usa frenos, los dientes y muelas podrían estar manchados de blanco o de color café amarillento cuando le quiten los frenos.

También están más susceptibles a tener caries mientras usan los frenos si no se cepillan bien los dientes y/o si no usan bien el hilo dental.

Muelas del juicio (muelas de atrás)

¿Qué son?

Las **muelas del juicio** son las últimas muelas ubicadas atrás de la boca. También se conocen como **terceros molares**. Son las últimas piezas permanentes que salen. Usualmente, las muelas del juicio salen entre la edad de 16 y 18 años.

¿Qué veo?

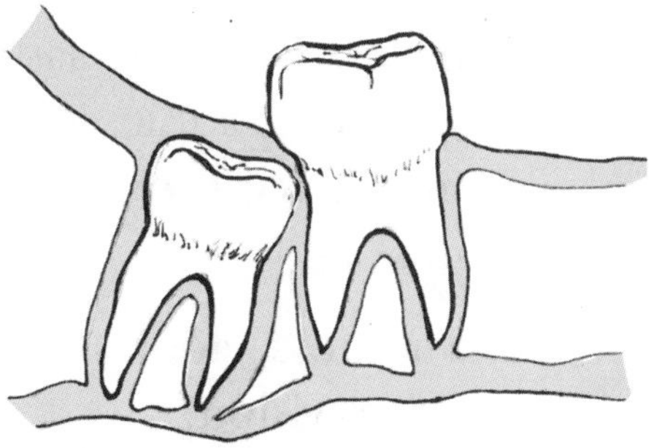

Usted podría ver o no ver cuando empiecen a salir las muelas del juicio. Algunas veces no tienen espacio suficiente, porque la mandíbula no es suficientemente grande. Si esto ocurre, las muelas pueden quedarse atoradas debajo de las encías.

Usted podría no ver nada, o podría ver solamente una parte que se asoma de la muela. Podría ver una infección cerca de esas muelas. Si hay una infección, podría ver hinchazón (inflamación) cerca de las muelas. También podría ver daño a las muelas al lado de las muelas del juicio. Podría haber dolor, y la mandíbula podría sentirse rígida.

¿Qué puedo hacer en casa?

- Asegúrese de que, cuando su hijo(a) adolescente se cepille los dientes y use hilo dental, que llegue hasta la parte de más atrás de la boca. Esto ayudará a que las muelas del juicio estén sanas.

- Vaya al dentista si hay dolor o inflamación. Si las muelas del juicio están atoradas, no puede arreglar el problema en casa. Debe ver al dentista.

¿Cuándo debo llamar al dentista?

Llame al dentista si hay dolor o inflamación en las encías detrás de las muelas.

El dentista podrá ver si hay espacio suficiente para que salgan las muelas del juicio. También podrá asegurarse de que las muelas estén sanas. El dentista podría decidir si es necesario extraer las muelas del juicio. Él Podría referir a su hijo(a) adolescente a un dentista especializado, llamado un **cirujano oral y maxilofacial**, para que le extraiga las muelas.

Su hijo(a) adolescente debe ir al dentista cada 6 meses para una revisión.

¿Qué más debo saber?

A una muela del juicio que está perpendicular (de lado) se le llama una muela del juicio **atorada**. Otro problema con las muelas del juicio es que se puede formar un quiste a su alrededor. Un quiste es una pequeña bolsa llena de líquido. Puede dañar el hueso u otras muelas cercanas.

Si es necesario extraer las muelas del juicio, hágalo pronto. Es más fácil quitarlas cuando la persona está en sus años de adolescencia.

Es común que las muelas del juicio estén atoradas. Muchas personas necesitan que se las extraigan.

Trastornos alimenticios

¿Qué son?

Los **trastornos alimenticios** se refieren a los adolescentes que quieren estar delgados y por eso no comen suficiente. Podrían comer muy poca cantidad de alimentos, o podrían comer mucho y luego volver el estómago (vomitar). También hay otros trastornos alimenticios. Hable con el médico de su hijo(a) adolescente si a usted le preocupa cómo está comiendo.

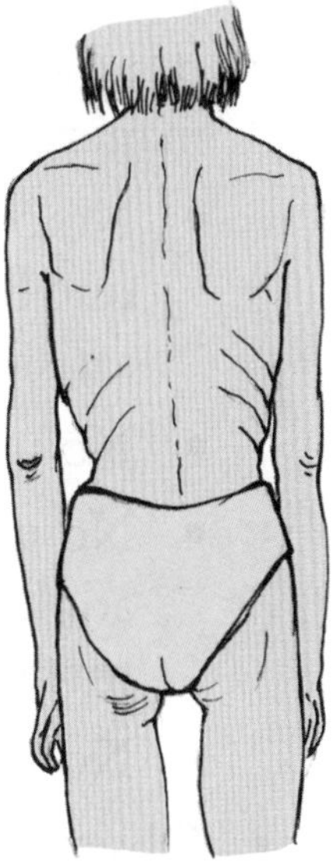

¿Qué veo?

Verá un adolescentes muy, pero muy delgado que parece "puros huesos". Su hijo(a) adolescente podría estar muy, pero muy delgado(a), pero decir que está gordo(a). Usted podría notar que casi no come nada. Podría estar haciendo ejercicio todo el tiempo. Algunas veces, podría comer mucho e inmediatamente después ir al baño a volver el estómago (vomitar). Usted podría ver a un adolescente que come mucho pero nunca sube de peso.

La boca de su adolescente podría estar reseca, y podría tener muchas caries. Podría usted ver que la capa que le cubre los dientes se está desgastando. Los adolescentes podrían tener dolor en la boca cuando come alimentos muy calientes o muy fríos.

¿Qué puedo hacer en casa?

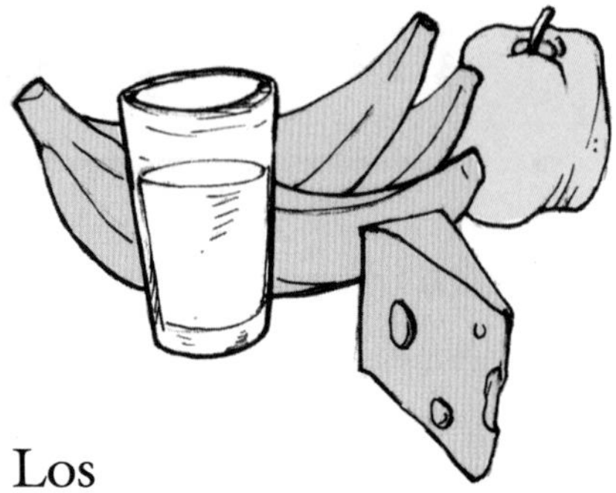

- Coma alimentos saludables y haga ejercicio. Enséñele a su hijo(a) adolescente a hacer lo mismo.
- Sirva alimentos saludables en las cantidades adecuadas. Los adolescentes necesitan hacer tres comidas al día y tomar bocadillos dos veces al día.
- Trate de que todos coman juntos, como familia.
- Enseñe al adolescente a pensar en los alimentos de manera saludable:
    - No obligue a su hijo(a) adolescente a comerse todo lo que hay en el plato. Debe dejar de comer cuando esté satisfecho.
    - No use los alimentos como premios.
    - No use la comida para hacer que su hijo(a) adolescente se sienta mejor. Cuando su hijo(a) esté triste, hable con él o ella. Comer no ayuda.
    - No use los alimentos como castigos.
- Observe si hay señales de que su hijo(a) adolescente pudiera tener un trastorno alimenticio.
- No hable de ponerse a dieta cuando el adolescente esté presente. Nunca le pida a un adolescente que se ponga a dieta.
- Observe si su hijo(a) adolescente va al baño inmediatamente después de comer.

- Lleve a su hijo adolescente al médico o al dentista si usted está preocupado. Si cree que su hijo(a) pueda tener un trastorno alimenticio, no le crea cuando le diga que todo está bien.
- Haga que se enjuague la boca de inmediato si vuelve el estómago (vomitar) después de comer. Se puede enjuagar con agua, leche, o agua con carbonato.

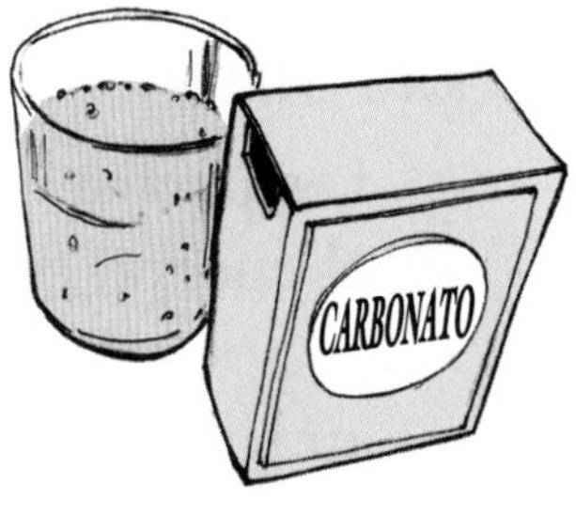

¿Cuándo debo llamar al médico o al dentista?

Llame al médico si usted piensa que su hijo(a) adolescente tiene un trastorno alimenticio. El médico podrá decirle dónde buscar ayuda.

Llame al dentista para una revisión si su hijo(a) adolescente tiene un trastorno alimenticio. Los trastornos alimenticios pueden causar problemas dentales, y el dentista puede revisar si los hay. El dentista podría querer darle un tratamiento especial de fluoruro como protección contra las caries. Si el adolescente tiene la boca reseca, el dentista podrá darle una goma de mascar especial, un enjuague o una pasta de dientes especial.

¿Qué más debo saber?

Los trastornos alimenticios son muy graves. Su hijo(a) puede morir a causa de ellos. Esto afecta a todo el cuerpo, incluyendo los dientes, las muelas, las encías y la boca.

Los trastornos alimenticios pueden empezar al principio de la adolescencia. Cualquier adolescente puede tener un trastorno alimenticio, sin importar si tiene excelentes notas en la escuela o es perfecto en otras cosas.

Perforaciones voluntarias en el cuerpo

¿Qué son?

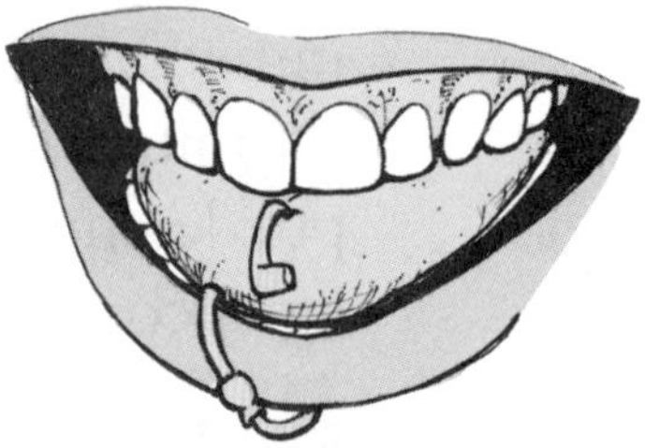

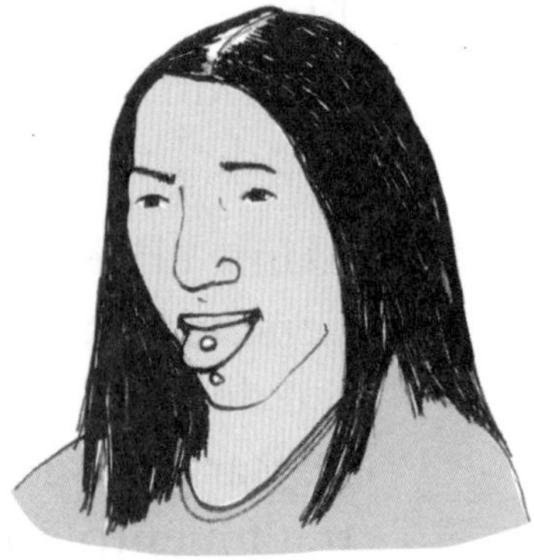

Las **perforaciones voluntarias en el cuerpo** se refieren a que algunas personas se hacen un hoyo que atraviesa la piel para usar joyería especial. Los hoyos pueden estar casi en cualquier sitio, incluyendo la piel que cubre la boca, los labios o la lengua. A través de la perforación ponen anillos, aretes y tornillos en forma de bucle, de L o de U. Las perforaciones dentro de la boca pueden afectar la boca y los dientes. Pueden causar dolor, inflamación, infección y baba. También puede hacer que los dientes se rompan o se caigan, o que se pierda el sentido del gusto. Debido a todo lo malo que paso cuando uno tiene perforaciones dentro de la boca, es mejor no hacerse ninguna.

¿Qué veo?

Usted verá pequeñas piezas de metal que atraviesan los hoyos dentro o alrededor del área de la boca de su hijo(a) adolescente. Pueden estar en los labios, adentro del labio de abajo, o atravesando la lengua. Algunas piezas son anillos, otras son aretes. Un tornillo de distintas formas se usa en una perforación que atraviesa la lengua. Es una pequeña barra de acero inoxidable con una bolita en cada extremo.

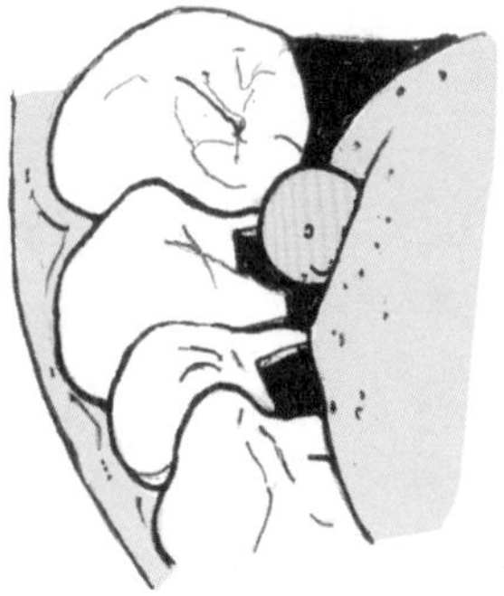

Usted podría ver dientes despostillados y dañados. Esto ocurre cuando una persona muerde involuntariamente la barra de acero inoxidable, o muerde las piezas de joyería. Si un adolescente tiene un anillo o un arete en el labio, podría usted ver el daño en las encías.

Cuando un adolescente tiene perforaciones en la boca, podría tener dolor, inflamación infección o daño a las encías. También podría notar más saliva que sale de la boca.

¿Qué puedo hacer en casa?

- Hable sobre las perforaciones antes de que su hijo(a) adolescente decida hacérselas. Hágale saber los riesgos y el peligro.
- Asegúrese, si usted permite que su hijo(a) adolescente se haga alguna perforación, de que se lo haga en un sitio limpio y seguro.
- Asegúrese de que su hijo(a) adolescente revise bien la joyería. Asegúrese de que la bolita esté bien adherida a la barra o tornillo, y que los anillos y aretes estén en el lugar debido. Si una pieza se afloja, su hijo(a) se podría asfixiar con ella.

¿Cuándo debo llamar al dentista?

Llame al 911 de inmediato si:

- alguien hace la perforación en la lengua de su hijo(a) y sangra mucho. Esto puede ocurrir si se perfora un vaso sanguíneo por accidente.

- la lengua de su hijo(a) adolescente se inflama y tiene problemas para respirar. En casos extremos, la lengua podría inflamarse tanto, que podría cerrar las vías respiratorias e impedir que la persona respire. Su hijo(a) podría morirse a causa de esto.

Llame al dentista si:

- su hijo tiene dolor o inflamación en la boca cerca del sitio de perforación.
- ve un diente despostillado o daño en las encías de su hijo(a).

Lleve a su hijo(a) al dentista para que le revise la boca después de hacerse una perforación. El dentista puede asegurarse de que no haya infección. Si hubiera infección, el dentista podría ordenar algún medicamento para su hijo(a).

Tabaco sin humo

¿Qué es?

El **tabaco sin humo** está hecho de la misma sustancia que se encuentra en los cigarrillos. Pero en vez de fumarla, se pone directamente dentro de la boca. Algunos tipos de tabaco sin humo se inhalan por la nariz. Los dos tipos principales de tabaco sin humo son el **tabaco de mascar** y el **rapé**. El tabaco sin humo puede causar cáncer en la lengua.

¿Qué veo?

El tabaco de mascar viene en un paquete o en una pequeña lata. Una persona se pone un poco en la boca y lo mastica. Se mezcla con la saliva para formar una masa compacta. Usted podría ver esta masa compacta en la boca de un individuo. O podría ver un trozo blanco o color café amarillento, o una área gruesa y arrugada.

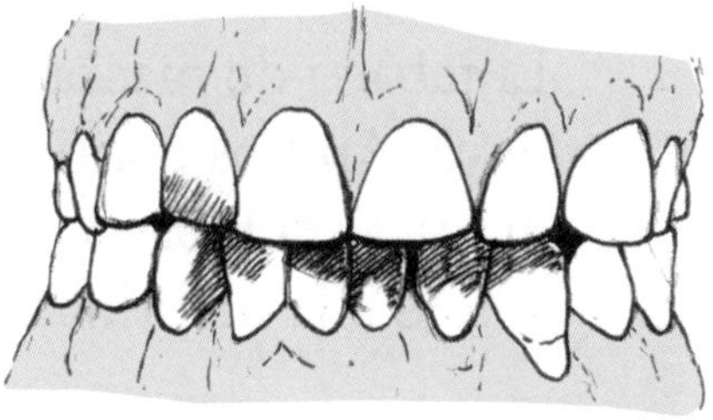

Podría ver que los dientes de ese mismo individuo están manchados. Y la persona podría tener mal aliento. Podría usted ver que las encías se retraen de los dientes. Esto hace que los dientes se vean más largos porque se pueden ver sus raíces. Podría también ver caries en las raíces. Las raíces que usted ve pueden doler cuando toma alimentos o bebidas muy fríos o muy calientes. El tabaco de mascar contiene azúcary la gente que lo usa a menudo tiene más caries.

¿Qué puedo hacer en casa?

- Busque la ayuda de un médico o de un dentista si su hijo(a) adolescente mastica tabaco. Ellos conocen varias maneras de ayudar a la gente a dejarlo.
- Observe si un hijo(a) adolescente tiene una mancha o un área arrugada en la boca. Si se produjo por mascar tabaco, podría llegar a ser cáncer.

¿Cuándo debo llamar al dentista?

Llame al dentista si ve arrugas o una mancha al lado de la boca donde se pone el tabaco. Si el dentista puede ver las manchas a tiempo, podrían no volverse cancerosas.

Llame al dentista si ve que la boca sangra o que las encías se retraen.

¿Qué más debo saber?

El tabaco de mascar y el rapé pueden causar cáncer en la boca. Ambos contienen nicotina. La nicotina se libera al masticar el tabaco. Su hijo(a) adolescente podría hacerse adicto a la nicotina muy rápidamente.

Tendrá más caries del lado de la boca donde se pone el tabaco.

Los individuos que mascan tabaco pueden empezar a perder el sentido del olfato y del gusto.

Tabaco para fumar

¿Qué es?

El **tabaco** es una clase de planta. Las personas a menudo fuman tabaco en cigarrillos, habanos o pipas.

¿Qué veo?

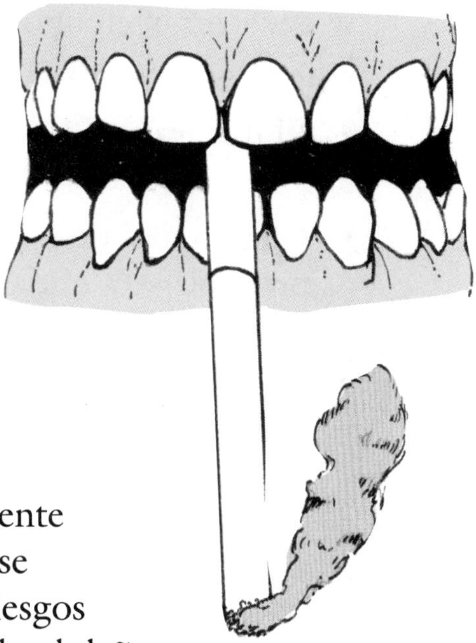

Usted verá a mucha gente que empieza a fumar en la época de la adolescencia. Podría ver enfermedad de las encías. Las personas que fuman tienen más probabilidad de tener enfermedad de las encías.

¿Qué puedo hacer en casa?

- Hable con su hijo(a) adolescente sobre fumar tabaco. Asegúrese de que sabe todo sobre los riesgos que corre su salud, incluyendo el daño que le hace a la boca y a los dientes (vea los datos de la siguiente página).
- Ayude a su hijo(a) a dejar de fumar. Pida ayuda al médico o al dentista.

¿Cuándo debo llamar al dentista?

Llame al dentista si su hijo(a) adolescente fuma. Pídale al dentista que le dé información a su hijo(a) sobre fumar tabaco para que le ayude a dejar de hacerlo.

¿Qué más debo saber?

Es muy fácil volverse adicto al cigarro. Incluso los adolescentes pueden hacerse adictos muy rápidamente. Es muy difícil dejarlo, por lo cual su hijo(a) necesitará mucho apoyo.

Algunas veces, conocer ciertos datos puede cambiar la opinión de una persona sobre el cigarro. A continuación se encuentran algunos datos que puede compartir con su hijo(a) adolescente cuando hable con él o ella:

- El fumar causa que se formen arrugas cuando se es más joven.
- Cuanto más tiempo fume, más probable será que se enferme a causa del cigarro.
- Las personas que fuman tienen mucha más probabilidad de tener cáncer en la boca, la garganta, los pulmones y otros cánceres.
- Si fuma y bebe alcohol, tiene un alto riesgo de cáncer en la boca.

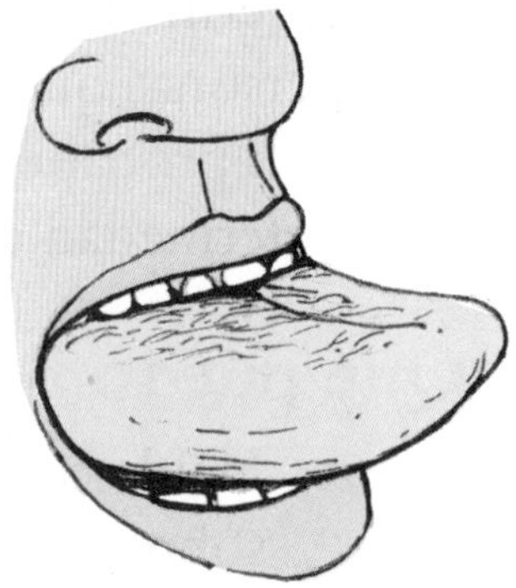

- Los puros también producen cáncer en la boca.
- Los fumadores de cigarrillos pueden tener la lengua negra y con vello.
- Los fumadores pierden los dientes debido a la enfermedad de las encías.
- Si usted deja de fumar, se mejorarán muchos de los efectos mortales.

Adultos 10

Notas

Empastes

¿Qué son?

El dentista usa un empaste dental para arreglar los dientes. Lo usa para llenar los hoyos (caries), o las partes de los dientes o muelas que están desgastadas o lastimadas. Hay varios tipos de empastes que se pueden usar.

¿Qué veo?

Usted podría ver un parche plateado en la muela. O podría ver un parche casi del mismo color que la muela.

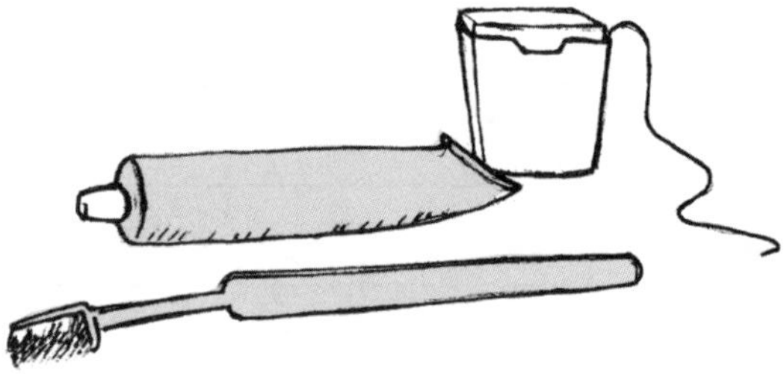

¿Qué puedo hacer en casa?

- Cepíllese los dientes dos veces al día y use hilo dental una vez al día. Eso ayuda a prevenir caries para que no necesite empastes que las cubran.
- Use pasta de dientes que contenga fluoruro.

¿Cuándo debo llamar al dentista?

Llame al dentista si:

- se rompe un diente o una muela
- le duele el diente o la muela cuando come alimentos dulces, fríos o calientes.

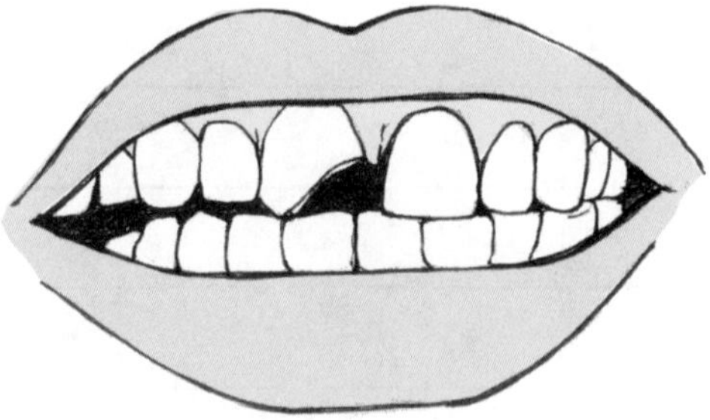

- siente que el nuevo empaste está muy "alto". Eso quiere decir que toca el diente o la muela de arriba antes de que los otros dientes se junten cuando usted cierra la boca.

Vaya al dentista para una revisión cada 6 meses para asegurarse de que no necesite un empaste.

¿Qué más debo saber?

Casi todos los empastes se pueden hacer en el mismo día. Si necesita más de 2 o 3 empastes, podría tener que volver otro día.

Los alimentos calientes y fríos podrían hacer que le molestara el diente o la muela unos días o semanas después de que le hayan puesto un empaste.

Hay distintos tipos de empastes dentales. El dentista hablará con usted sobre el que sea mejor para usted.

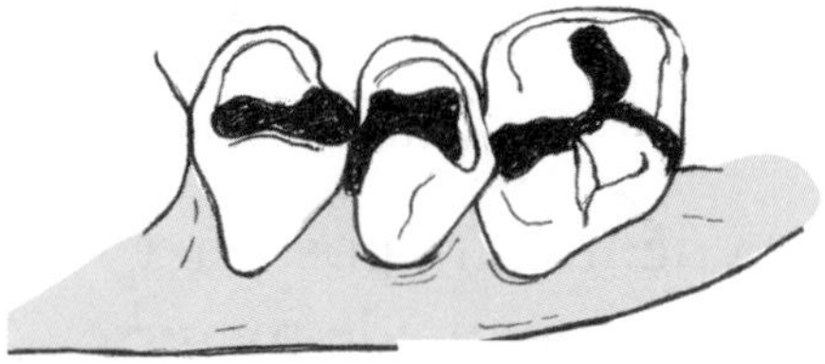

- Los empastes de **plata** se ven como el color plateado.

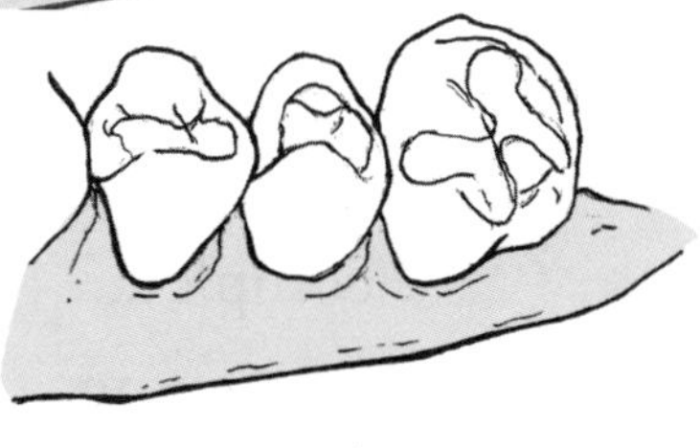

- Los empastes de **resina** son una mezcla de plástico y otros materiales. Son del mismo color que su diente o muela.

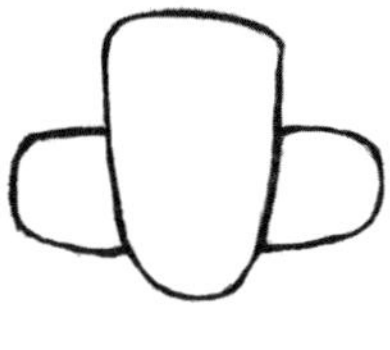

- Los empastes de **ionómero de vidrio** son como los de resina, pero contienen una pequeña cantidad de fluoruro. El fluoruro sale poco a poco. Para protege al diente o muela contra nuevas caries.

Falta de dientes

¿Qué es?

Es cuando hay un hueco en la boca porque se cayó un diente o una muela o nunca salió. Un diente o una muela se puede caer por un golpe, o se puede caer por caries o enfermedad de las encías. Los dentistas pueden reemplazar dientes y muelas.

¿Sabía usted?

Se deben reemplazar los dientes que faltan para que la boca se mantenga sana. Cuando hay un hueco porque falta un diente o una muela, los otros se pueden mover de su lugar. Esto significa que la mordida no será pareja.

Los dientes o muelas que faltan pueden reemplazarse por:

- una dentadura postiza parcial que puede meterse y sacarse.
- una dentadura postiza completa.
- un puente.
- un implante.

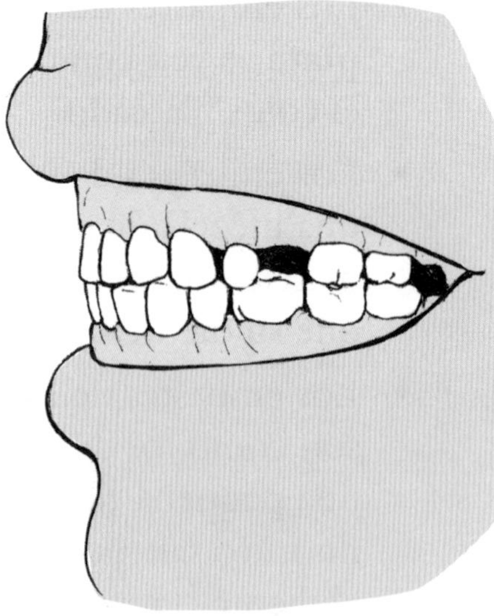

Puede aprender más sobre todas estas opciones en este capítulo.

Falta de dientes

¿Qué veo?

Verá un hueco en la boca donde estaba el diente. El lado de la cara podía colgarse por fuera en ese lugar. Si le falta una muela, los dientes de en frente podrían salirse y estar espaciados entre sí.

Los dientes cerca del hueco podrían ladearse hacia él. La encía alrededor de esos dientes ladeados podría inflamarse. Las encías podrían sangrar cuando usa usted hilo dental.

¿Qué puedo hacer en casa?

- Cepíllese los dientes dos veces al día y use hilo dental una vez al día.
- Use pasta de dientes que contenga fluoruro.
- Consuma alimentos saludables (vea la página 46).
- Vaya al dentista cada 6 meses para una revisión.

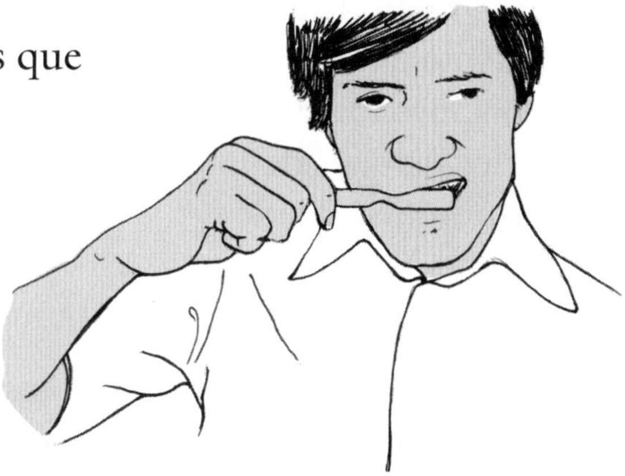

¿Cuándo debo llamar al dentista?

Llame al dentista si:

- pierde un diente o muela permanente.
- le faltan dientes o muelas y quiere reemplazarlos.

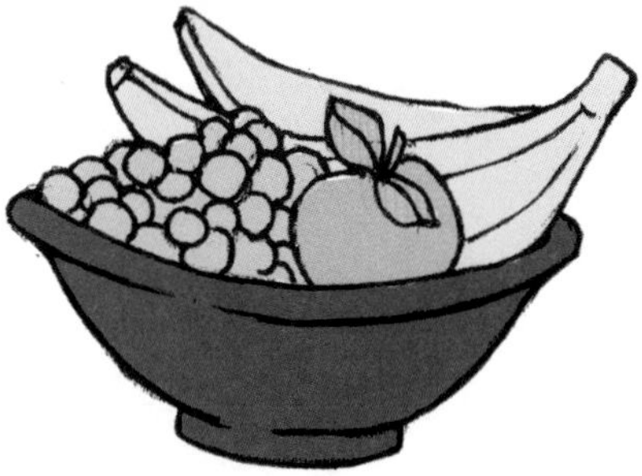

¿Qué más debo saber?

Los dientes funcionan unos con otros para ayudarlo a masticar, hablar y sonreír. Podría ser difícil hacer estas cosas cuando falta uno o más dientes o muelas.

Cuando se tiene un hueco donde antes había un diente o muela, los dientes que están cerca a menudo se mueven. Esto cambia la forma en que los dientes se acomodan unos con otros. Puede poner presión en los dientes, muelas y encías.

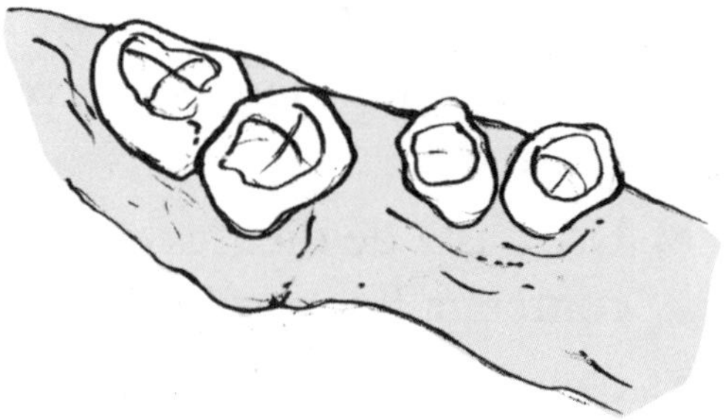

Si le faltan dientes o muelas, es posible que mastique de un solo lado. Esto pone presión en las articulaciones de la mandíbula. Puede causar dolor en la mandíbula o dolores de cabeza.

Podría ser más difícil lavarse los dientes cuando se mueven o cuando están torcidos. Y eso puede causar caries y enfermedad de las encías.

Coronas

¿Qué son?

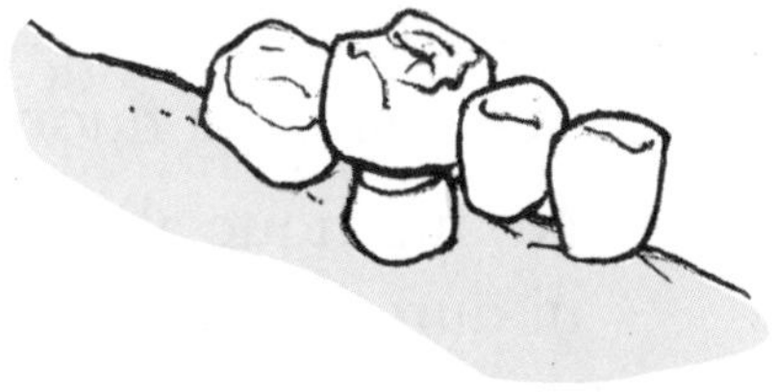

Una **corona** es un tratamiento para una muela o un diente roto o dañado. Se coloca una corona sobre la muela o el diente dañado. Esto hace que tenga de nuevo la forma y el tamaño adecuados. Una corona puede estar hecha de metal, porcelana o ambos. La porcelana es un material duro y blanco que también se usa para hacer muebles de baño o de cocina, mosaicos y platos.

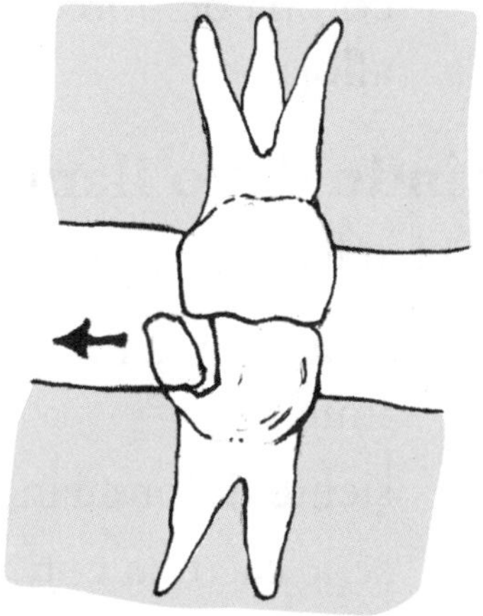

¿Qué veo?

Puede ver que tiene un diente o una muela con grietas o muy rota. O puede tener dolor cuando come alimentos muy fríos o muy calientes, o cuando muerde algo. Eso podría ser una señal de que necesita una corona. Podría querer que le pusieran una corona en los dientes de enfrente si están torcidos o no se ven blancos. Una corona hecha de porcelana se verá como un diente de verdad.

¿Qué puedo hacer en casa?

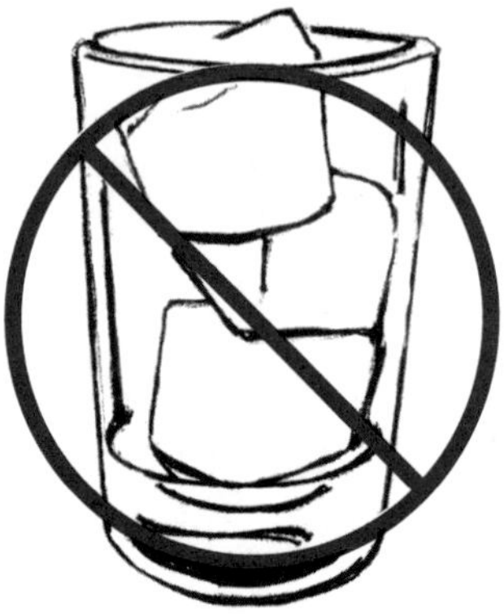

- Trate los dientes y muelas que tengan coronas igual que a sus dientes de verdad. Cepíllelos dos veces al día y use hilo dental una vez al día. Use pasta de dientes que contenga fluoruro.
- No mastique alimentos pegajosos ni duros, como hielo, caramelos duros o dulces duros de maní (cacahuate) si tiene una corona de porcelana. La corona puede romperse o aflojarse.

¿Cuándo debo llamar al dentista?

Llame al dentista si:

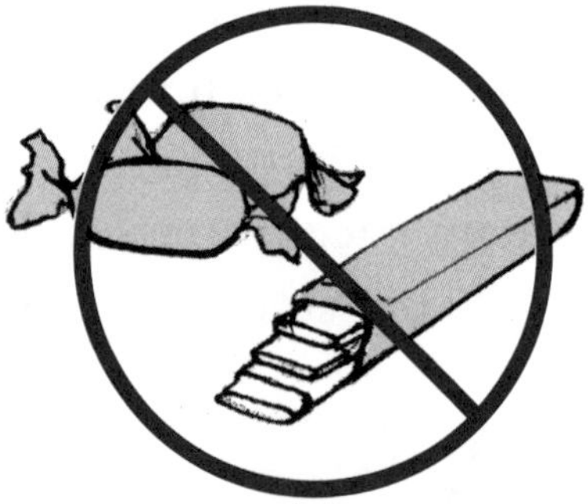

- se le rompe un diente o muela.
- siente dolor cuando muerde.
- se le cae una corona.

También puede preguntarle al dentista sobre la posibilidad de poner una corona si no le gusta cómo se le ven los dientes de enfrente. Explíquele al dentista cómo le gustaría que se le vieran.

¿Qué más debo saber?

El dentista le puede ayudar a decidir qué tipo de corona es mejor para usted. Las coronas de metal son más fuertes que las coronas de porcelana. Una corona de metal puede ponerse en las muelas de atrás donde no es tan visible. Una corona de porcelana y metal puede ponerse en los dientes de enfrente o en las muelas de atrás.

Durante la primera consulta con el dentista, le prepará el diente o la muela para la corona. Le pondrá una **corona temporal** de plástico que tendrá usted sobre el diente o la muela únicamente mientras está lista la **corona permanente**. Pregúntele al dentista si debe usar hilo dental en la corona temporal. En la siguiente consulta, el dentista le pondrá la corona permanente. Es la corona que tendrá usted por mucho tiempo. Usted puede usar hilo dental entre los dientes o muelas que tengan coronas permanentes y los dientes que estan al lado.

Si se le cae la corona temporal, el dentista podría pegársela otra vez o hacer una nueva. Si usted no va al dentista, los dientes cercanos a la corona que perdió podrían moverse de su lugar, y entonces podría no haber suficiente espacio para poner la corona permanente.

Una nueva corona debe sentirse cómoda en unos cuantos días. Dígale al dentista si cuando muerde, siente que primero muerde la corona. El dentista puede arreglarla para que quede mejor ajustada.

Puentes

¿Qué son?

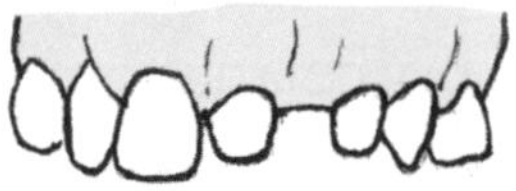

Un **puente** sustituye uno o más dientes o muelas que faltan. Para hacerlo, el dentista lima los dos dientes o muelas al lado del que falta. Después sujeta una sola pieza de porcelana con el diente(s) o muela(s) postiza(s).

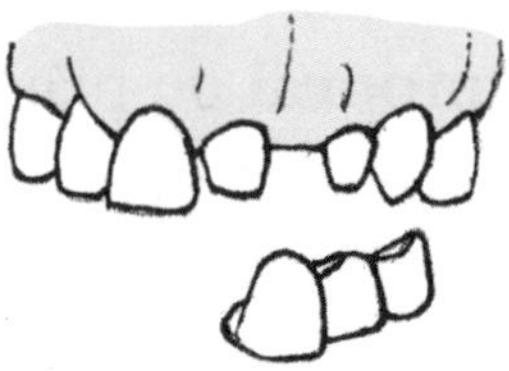

Esta pieza de porcelana también contiene dos coronas que conectan los dientes o muelas de cada lado del o de los dientes que faltan.

¿Sabía usted?

No se puede quitar el puente. Solamente un dentista puede quitárselo.

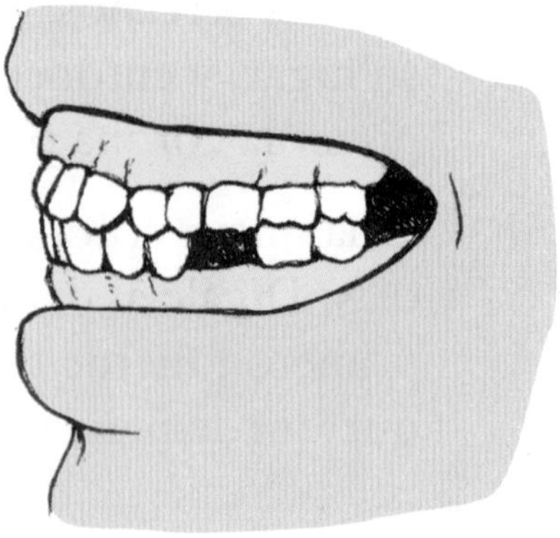

Un puente ayuda a mantener la forma normal de la cara. Puede ayudar a levantar los labios y las mejillas.

¿Qué veo?

Verá un hueco entre los dientes o muelas antes de tener el puente. Después de que el puente esté en su lugar, se verá como si los dientes fueran de verdad.

¿Qué puedo hacer en casa?

- Cepíllese los dientes dos veces al día y use hilo dental una vez al día. Use pasta de dientes que contenga fluoruro.
- Use un ensartadordental (vea la imagen). Éste le ayuda a pasar el hilo dental entre el puente y las encías.

¿Cuándo debo llamar al dentista?

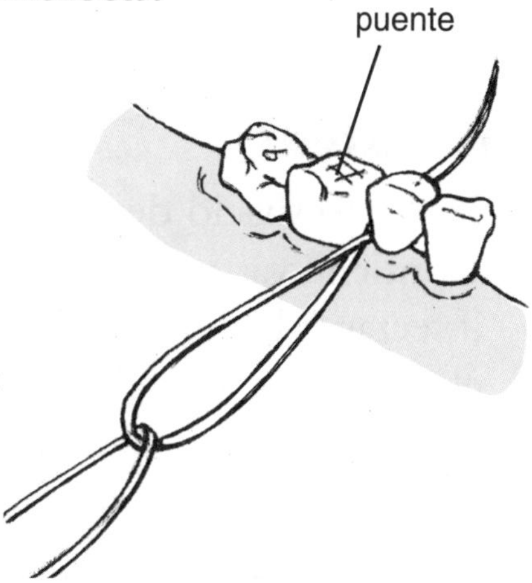

Llame al dentista si:

- le falta un diente y quiere usted reemplazarlo.
- tiene dolor en el área donde está el puente. Podría necesitar un puente nuevo si hay problemas con los dientes o las encías que están debajo de él.

Vaya al dentista cada 6 meses para una revisión.

¿Qué más debo saber?

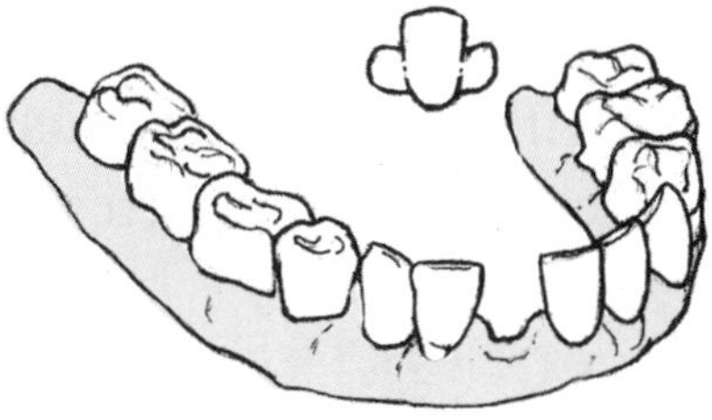

- El dentista hablará con usted sobre qué tipo de puente es mejor según su caso.
- Los puentes están hechos de oro y otros metales.
- Se puede usar porcelana para que el puente se vea como si fueran dientes de verdad.

Endodoncia

¿Qué es?

Una endodoncia es algo que el dentista puede hacer para arreglar un diente o una muela que tenga caries muy profundas.

¿Sabía usted?

Hay un espacio dentro del diente o muela llamado la **pulpa**. Contiene vasos sanguíneos y nervios. La pulpa se puede infectar si hay una caries o una hendidura muy profunda en el diente o muela. También se puede infectar si recibe un golpe en la cara. Si hay muchos empastes en el mismo diente o muela, se puede infectar.

Cuando la pulpa se infecta, necesita que el dentista le haga una endodoncia. Usted puede tener dolor e inflamación en la cara si el diente no se arregla.

La infección puede causar fiebre. También se puede extender a otras partes del cuerpo.

¿Qué veo?

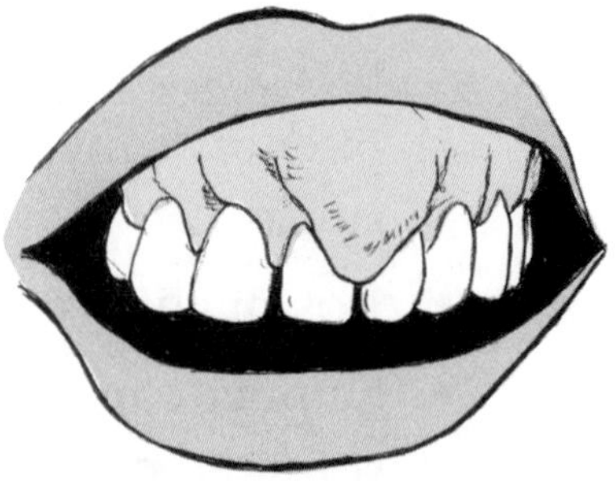

Podría no ver nada mal, pero podría sentír dolor en los dientes, muelas o encías cuando mastica los alimentosy cuando come o bebe algo frío o caliente. El dolor podría empezar incluso después de que ya no hay comida en los dientes o muelas. La encía alrededor del diente o muela podría doler cuando la toca.

Podría ver una lesión en la encía que contenga pus. Podría ver un diente o una muela de color gris. Podría tener la cara hinchada.

¿Qué puedo hacer en casa?

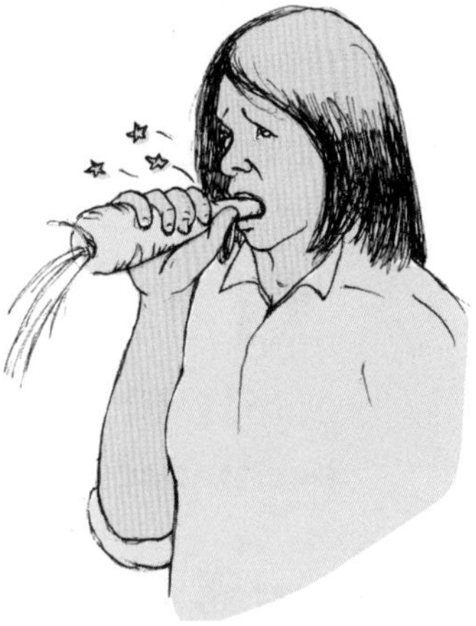

- Cuídese todos los dientes. Asi puede evitar la necesidad de una endodoncia.
- Cepíllese los dientes con un cepillo suave 2 veces al día. Use hilo dental entre los dientes y muelas todos los días.
- Use una pasta de dientes que contenga fluoruro.
- Vaya al dentista cada 6 meses para una revisión.
- Haga lo que el dentista le indique que haga después de una endodoncia. Tome Tylenol o la medicina contra el dolor que el dentista le haya dado si tiene dolor. Y tome otras medicinas que el dentista podría ordenar para evitar o tratar una infección.

¿Cuándo debo llamar al dentista?

Llame al dentista si:

- tiene un dolor leve y siente presión en los dientes de arriba o en la mandíbula.
- el diente o la muela le duele cuando muerde la comida.
- el diente o la muela le duele cuando come o bebe cosas frías o calientes.
- siente como si el corazón estuviera latiendo en el diente o la muela.
- el dolor en el diente o la muela lo despierta.

No espere a que se le quite el dolor para llamar al dentista. No se le quitará. El diente o la muela le empezará a doler aún más. Si espera demasiado tiempo, el dentista podría tener que extraer el diente o la muela.

El dentista tomará una radiografía del diente o muela para ver si necesita endodoncia. Si la necesita, el dentista hará una pequeña perforación en el diente o muela y limpiará el espacio del nervio (la pulpa). **El diente (o muela) y las raíces permanecerán en su lugar.**

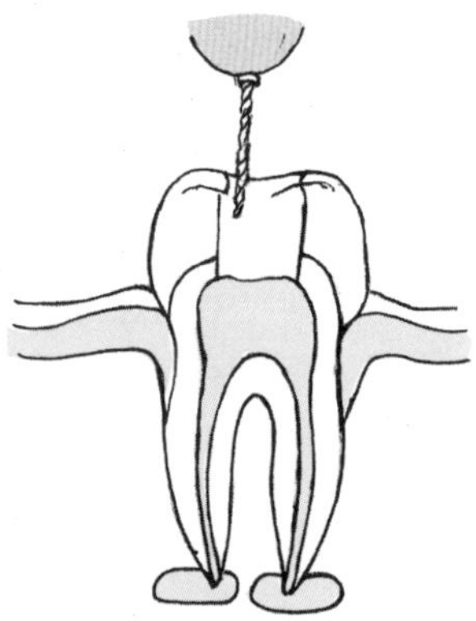

¿Qué más debo saber?

A la mayor parte de las personas no les duele una endodoncia. Pero el diente o la muela podría doler o sentirlo(a) extraño durante unos días después de la endodoncia. Llame al dentista si todavía le duele. Usted podría tener que ver a un dentista especializado que se llama **endodoncista**. Estos dentistas solamente hacen endodoncias. Su dentista le dirá si usted necesita ver a un endodoncista.

Si el diente o la muela está agrietado, el dentista puede pedirle que no rechine los dientes ni muerda cosas duras, como hielo.

Si le hacen una endodoncia, no mastique ni muerda con el diente o muela hasta que el dentista le ponga una corona encima. Si no tiene la corona, el diente puede romperse. Si el diente se rompe en pedazos, se podría necesitar extraerlo por completo. Por lo general, es mejor hacer una endodoncia que perder un diente por la necesidad de extraerlo.

Dentaduras parciales removibles

¿Qué son?

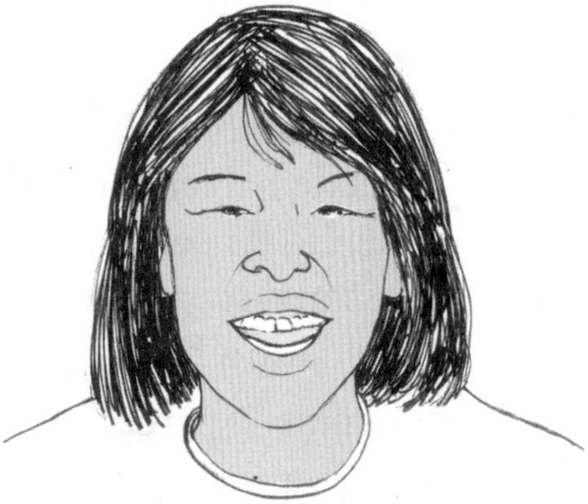

Las **dentaduras parciales removibles** son dentaduras postizas que usted mismo se pone y se quita. Reemplazan a los dientes que faltan. A veces se les llama solamente **parciales**. Una dentadura parcial removible le ayuda a masticar y a hablar. Como los puentes, sostiene los labios y las mejillas.

¿Qué veo?

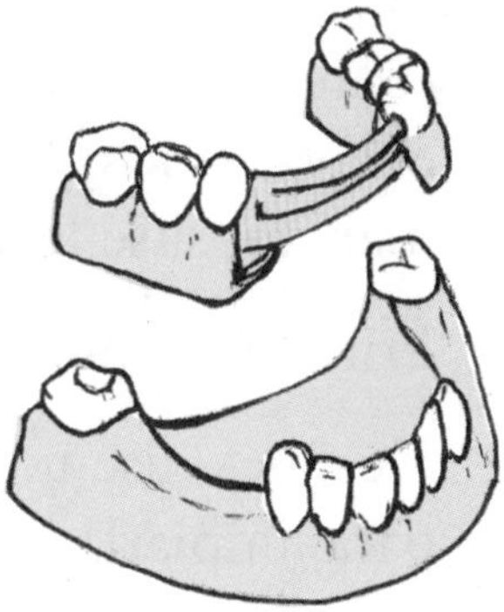

Una dentadura parcial tiene dientes postizos sujetos a una base de plástico. La base es del color de las encías. Tiene soportes de metal que sujetan la parcial a los dientes de verdad.

¿Qué puedo hacer en casa?

- Acostúmbrese a meter y sacar la dentadura parcial removible. Debe acomodarse fácilmente en su lugar. Nunca la fuerce a entrar porque podría doblarla o romper uno de los soportes. También podría lastimar los dientes que la mantienen en su lugar.

- Tenga cuidado, al principio, cuando coma. Empiece con alimentos blandos cortados en trocitos. Mastique con los dos lados de la boca. Trate de no comer alimentos pegajosos o duros mientras se acostumbra a la parcial. Debe sentirse todo bien una vez que la parcial quede debidamente ajustada.
- Acostúmbrese a hablar con la parcial. Si al principio no puede hablar claramente, practique leer en voz alta. Repita las palabras que sean difíciles de pronunciar. Una vez que se haya acostumbrado a ella, la removible debe ayudarle a hablar con claridad.
- Limpie la parcial todos los días:

  1. Coloque algo suave debajo de la parcial mientras la limpia (como una toalla en el lavamanos). De esa manera, si se le cae, no se romperá.

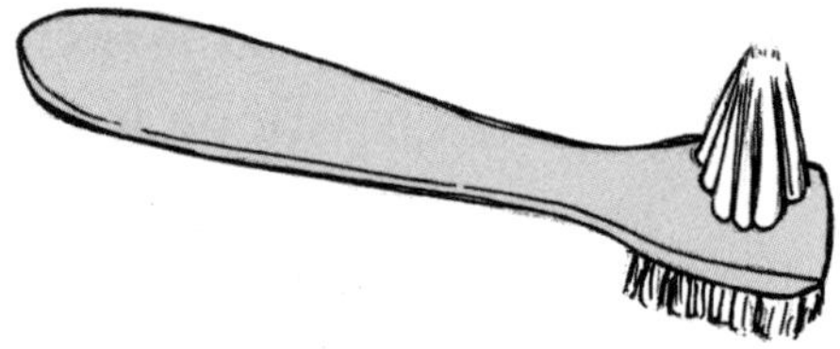

  2. Primero, quítesela y enjuáguela.
  3. Después, use un cepillo de dientes suave y húmedo para limpiarla. Esto evita que se manche o se ensucie. Hay cepillos especiales para dentaduras parciales removibles.
  4. Use jabón de manos o jabón suave para platos para limpiarla. O use un limpiador de dentaduras postizas. Asegúrese de que tenga el Sello de Aceptación de la Asociación Dental Estadounidense (ADA, por sus siglas en inglés).

ADA
ACCEPTED
American Dental Association ®

  5. Enjuáguela muy bien.

- Lave los dientes naturales junto a la parcial con pasta de dientes. Los gérmenes pueden quedarse pegados en los soportes de metal que tocan sus dientes naturales. Es más probable que esos dientes tengan caries.

¿Cuándo debo llamar al dentista?

Llame al dentista si:

- tiene un problema con su dentadura parcial removible
- la parcial presiona demasiado una área. Esa área se siente adolorida.
- la parcial se rompe, se despostilla o se siente áspera.
- se cae un diente, una muela o un soporte de la dentadura parcial removible.

¿Qué más debo saber?

El dentista debe decirle cuándo ponerse la dentadura parcial removible y cuándo quitársela. Podría querer que usted la use durante el día y se la quite en las noches. El dentista también le puede enseñar cómo limpiar la parcial.

Si no mantiene la dentadura parcial removible siempre húmeda, puede cambiar de forma y no quedar bien acomodada. Póngala en un vaso de agua o de limpiador de dentaduras postizas en las noches. Cambie el agua todos los días. Cepille y enjuague la parcial antes de volvérsela a colocar en la boca.

La boca cambia a medida que envejecemos, o si sube o baja de peso. Las encías pueden encogerse. Esto deja un espacio entre las encías y la parcial. Si esto sucede el dentista necesita arreglarlo.

Dentadura postiza

¿Qué es?

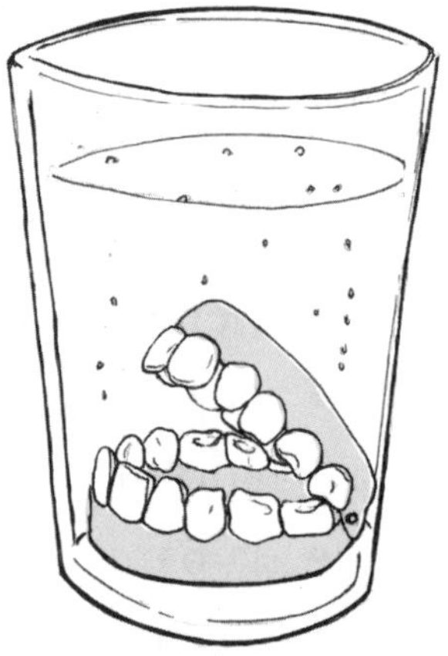

La **dentadura postiza** es un juego de dientes postizos sobre una base de plástico. Puede reemplazar los dientes y muelas de arriba, los de abajo o ambos. También da sostén a las mejillas y los labios. Los músculos de la cara podrían hacerse flácidos y usted podría verse mayor si no la usa.

¿Qué veo?

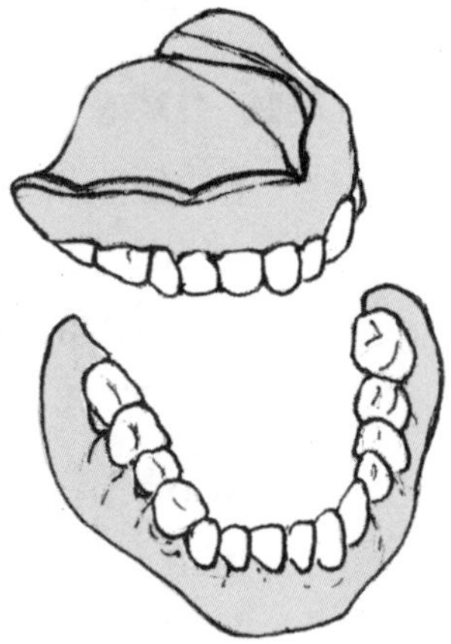

La base de plástico es del color de las encías. La dentadura de arriba cubre el paladar. La dentadura de abajo tiene forma de herradura. Se le da esa forma para dejarle lugar a la lengua. Los dientes en la dentadura postiza se ven como dientes naturales y sanos.

¿Qué puedo hacer en casa?

- Acostúmbrese a comer con la dentadura postiza:
- Empiece con alimentos blandos cortados en trocitos.
- Mastique lentamente con los dos lados de la boca. De ese modo, la dentadura no se desajusta.
- No trate de morder cosas con los dientes de enfrente. Cuando uno tiene dentadura postiza, debe usar las muelas para todo lo que tenga que masticar.

- Acostúmbrese a hablar con la dentadura postiza. Si al principio no puede hablar claramente, practique leer en voz alta. Repita las palabras que sean difíciles de pronunciar.
- Quítese la dentadura postiza y lávela todos los días.
- Lávela después de cada comida y antes de acostarse.
- Use un cepillo de dientes suave para lavarlas, para que no se manchen.
- Coloque una toalla debajo de la boca mientras se quita la dentadura. De esa manera, si se le cae, no se romperá.
- Cepíllese las encías y la lengua con un cepillo suave, aunque no usted no tenga dientes.
- Mantenga la dentadura fuera del alcance de los niños pequeños y las mascotas. Los perros podría morderlas.

¿Cuándo debo llamar al dentista?

Llame al dentista si:

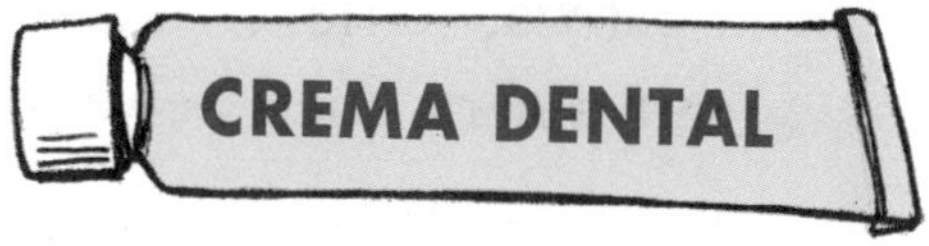

- una parte de la boca le molesta o le arde. La dentadura podría necesitar un ajuste.
- siente floja la dentadura postiza. El dentista podría pedirle que use una pomada o crema para mantenerla en su lugar. Llame al dentista si la pomada no le ayuda. Podría tener una lesión que le molesta.

Vea al dentista cada año para una revisión, aunque no tenga dientes. De ese modo, podrá asegurar que tiene la boca sana y que la dentadura postiza está debidamente ajustada. Pídale al dentista que observe si tiene enfermedades como cáncer en la boca.

¿Qué más debo saber?

La dentadura postiza usualmente debe estar fuera de la boca al menos 4 horas al día. Pregúntele al dentista cuántas horas al día debe usar la dentadura. Al principio, el dentista podría querer que la use usted todo el tiempo. De esa manera, se va acostumbrando a tenerla puesta. Una vez que se acostumbre a ella, el dentista podría decirle que se la quite en las noches.

La dentadura postiza podría sentirse floja la primera vez que llega con ella a casa. Las mejillas y las encías aprenden a mantenerla en su lugar. La saliva en la boca la sella con las encías.

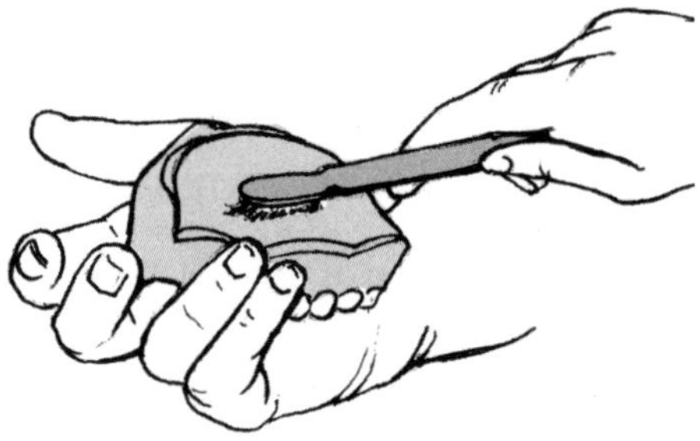

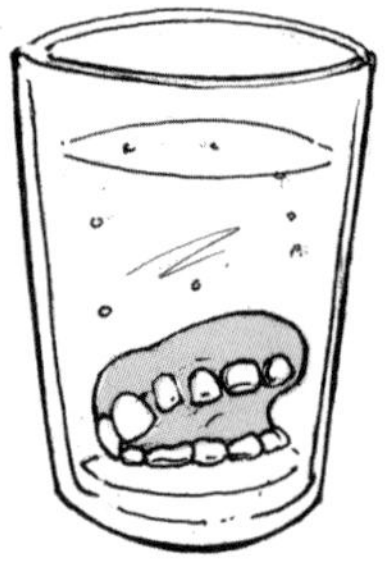

Una dentadura postiza podría moverse si bosteza, se ríe, tose o sonríe. Muerda y trague saliva para que vuelva a su lugar.

La dentadura postiza se desgasta con el tiempo. Podría ya no sentirse bien ajustada si sube o baja de peso. La dentadura postiza que no ajusta bien puede causar problemas. No trate de arreglarla por sí mismo. Vaya al dentista para que la arregle. Podría necesitar una nueva dentadura. O podría necesitar que el dentista la **reajuste**. Para eso, el dentista pone un plástico nuevo debajo de la dentadura para que quede mejor ajustada.

Dolor de mandíbula

¿Qué es?

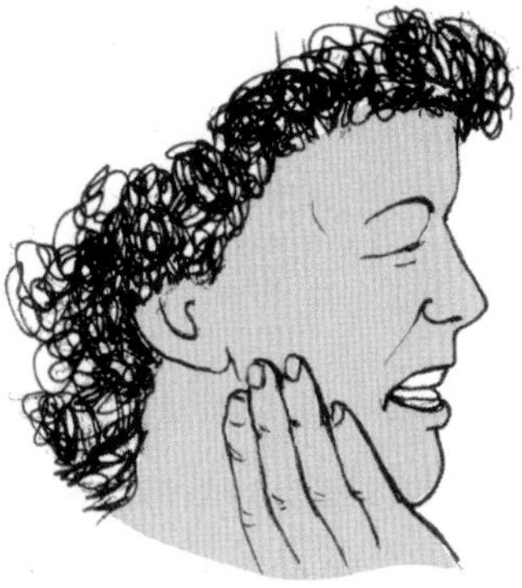

El dolor en la cara, el cuello o los hombros puede originarse en la mandíbula. Puede suceder cuando rechina usted los dientes o cuando los aprieta unos contra otros.

¿Qué veo?

Usted podría sentir dolor, pero no ve nada más. Podría tener dolor cuando mueve la mandíbula de abajo. Tal vez no pueda abrir mucho la boca. Podría tener dolores de cabeza o de oídos, o zumbido en los oídos. Podría despertarse con los dientes, los músculos o la mandíbula adoloridos.

Uno no sabe si rechina los dientes mientras duerme. A menos que alguien de la familia lo oye. Esto suena como si estuviera masticando piedras.

¿Qué puedo hacer en casa?

- Vea al dentista o al médico si tiene dolor en la mandíbula. Ellos pueden saber cuál es la causa.
- Siga estos consejos prácticos para ayudar a aliviar el dolor de mandíbula. Su dentista o su médico podrían sugerir otras cosas adicionalmente.
    - Coma alimentos blandos
    - Ponga hielo o compresas calientes en la mandíbula: 5 minutos, 3 veces al día.

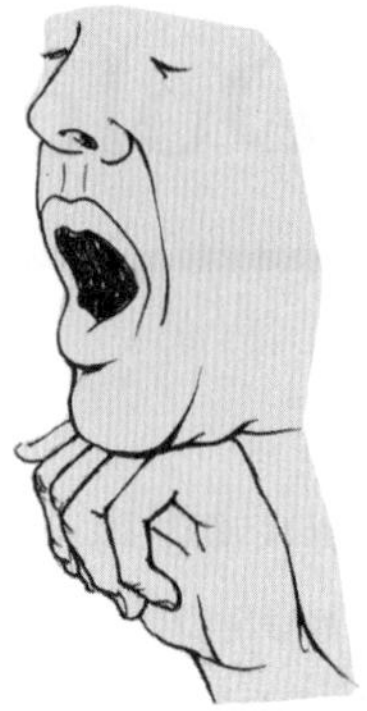

- Sostenga la mandíbula en su lugar cuando bostece.
- No masque chicle (goma de mascar).
- Haga ejercicios para las articulaciones y los músculos de la mandíbula.

¿Cuándo debo llamar al dentista?

Llame al dentista si:

- tiene dolor en la mandíbula
- le es difícil abrir o cerrar la boca.

El dentista podría recetarle medicamentos. Estos le relajarán los músculos de la mandíbula y le ayudarán a aliviar el dolor.

¿Qué más debo saber?

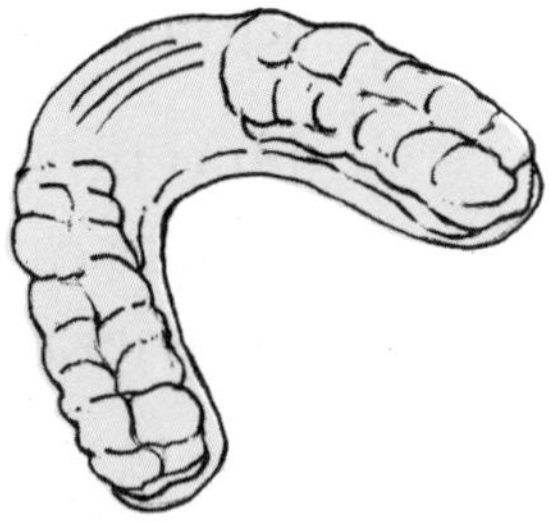

Si usted rechina o aprieta los dientes, puede desgastarlos y hacer que le de dolor en la mandíbula. Podría hacer que los dientes o muelas se agrieten o se rompan. El dentista podría querer hacerle una impresión dental, de plástico. Esta se acomoda en la boca y le impide rechinar los dientes mientras duerme.

Si el médico o el dentista dice que necesita cirugía para aliviar el dolor en la mandíbula, pregunte también a otro médico. A esto se la llama pedir una segunda opinión.

Boca seca

¿Qué es?

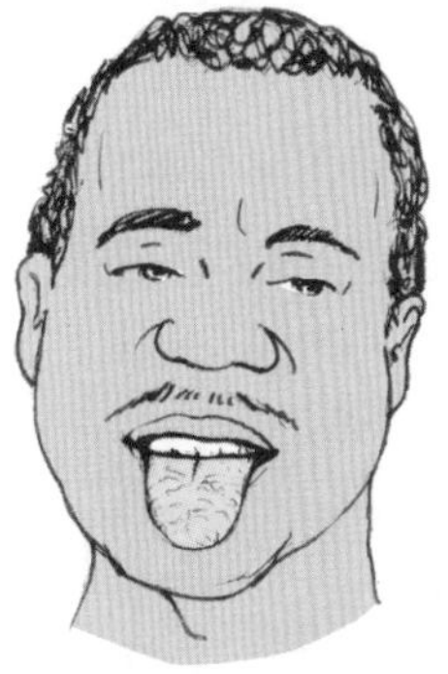

La **boca seca** es cuando no tiene suficiente saliva para mantener la boca húmeda.

¿Sabía usted?

Todo el mundo tiene la boca seca de vez en cuando. Puede suceder si uno está nervioso o preocupado, o cuando uno está enfermo. Pero tener la boca seca a menudo puede causar problemas Puede generar muchas caries en los dientes y muelas. Y esto puede suceder muy rápidamente.

¿Qué veo?

Los labios podrían verse resecos y agrietados. Podrían sangrar. La lengua podría estar seca. Podría tener úlceras o lesiones en la boca.

¿Qué puedo hacer en casa?

- Cuídese bien los dientes para prevenir las caries. Si tiene la boca seca, los dientes podrían tener caries muy pronto.
  - Cepíllese los dientes al menos dos veces al día y use hilo dental todos los días.
  - Use pasta de dientes que contenga fluoruro.
  - Use un enjuague bucal que contenga fluoruro. Asegúrese de que el enjuague bucal que use no contenga alcohol.

- Cepíllese los dientes de inmediato si come alimentos pegajosos.

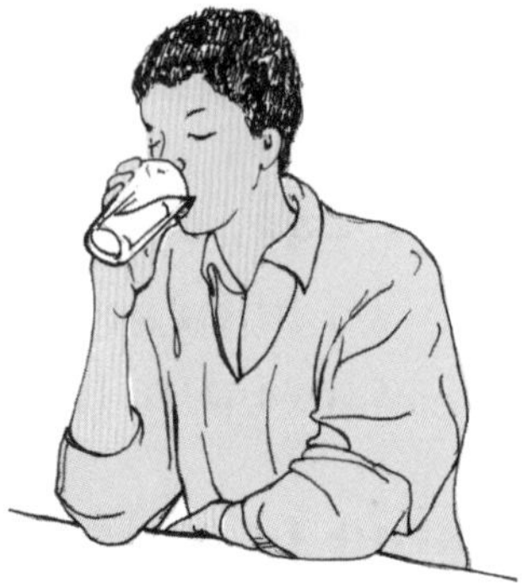

- Use un gel hecho para personas que tienen boca seca. El dentista puede decirle cuál usar. O pregunte en la farmacia.
- Beba agua con frecuencia.
- Beba agua mientras coma. Será más fácil masticar y tragar.

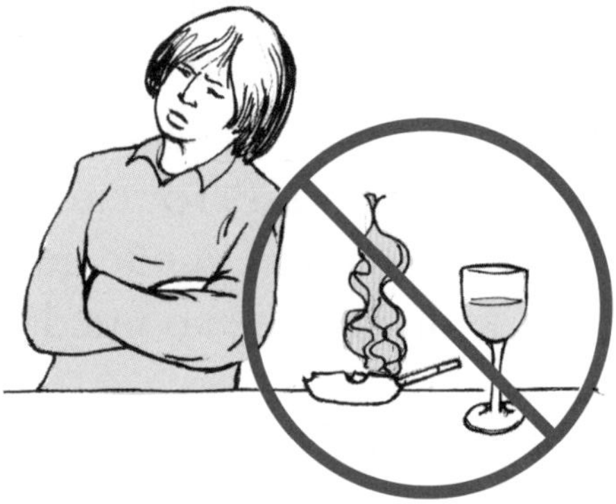

- No beba nada con cafeína. Esto incluye café, té y casi todos los refrescos. La cafeína puede resecar la boca.
- No use tabaco ni alcohol. Pueden resecar la boca.

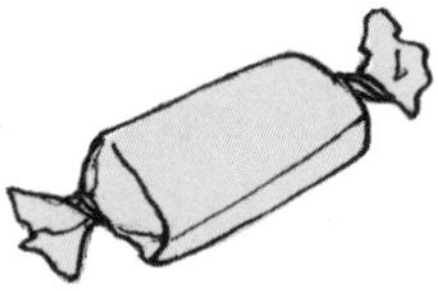

- Chupe dulces que no contengan azúcar. Ello produce más saliva en la boca.
- No consuma alimentos muy salados o condimentados si le duele o molesta cuando los come.

¿Cuándo debo llamar al dentista?

Llame al dentista si cree que tiene la boca seca.

El dentista podría querer recetarle una medicina para que las glándulas salivales funcionen mejor. Podría pedirle que use pasta de dientes que contenga más fluoruro.

También podría darle un gel para mantener la boca húmeda.

Vaya al dentista cada 6 meses para una revisión.

¿Qué más debo saber?

La **saliva** en la boca es importante. La produce las **glándulas salivales** de la boca. Cuando estás glándulas no funcionan bien, provocan la boca seca.

La saliva ayuda a digerir los alimentos. Protege la boca de gérmenes que causan infecciones. Si no tiene usted suficiente saliva, podría tener infecciones en la boca. La saliva ayuda a los dientes a no tener caries.

Algunas medicinas contra la alta presión arterial o la depresión puede provocar boca seca. También puede originarse debido a enfermedades como Diabetes, Parkinson o VIH / SIDA.

Las glándulas salivales pueden dañarse debido al tratamiento de radiación para combatir el cáncer. Algunas medicinas que combaten el cáncer provocan resequedad en la boca. Un daño a la cabeza o al cuello puede afectar los nervios que le indican a las glándulas que produzcan saliva.

Emergencias 11

Notas

Pérdida de dientes por golpes

¿Qué es?

Puede perder un diente entero si se golpea la cara fuertemente contra algo. Por lo general, sucede en los dientes de enfrente.

¿Qué veo?

Verá un hueco donde estaba el diente. Podría ver sangre en ese sitio. Podría ver el diente en el suelo o tenerlo suelto en la boca.

¿Qué puedo hacer en casa?

- Llame al dentista de inmediato. Diga que tiene una emergencia. El hecho de actuar rápidamente puede salvar el diente.
- Trate de encontrar el diente que se cayó.
- No toque la raíz del diente. La raíz es la parte que normalmente está dentro de la encía. Sujete el diente únicamente por la parte con que mastica.

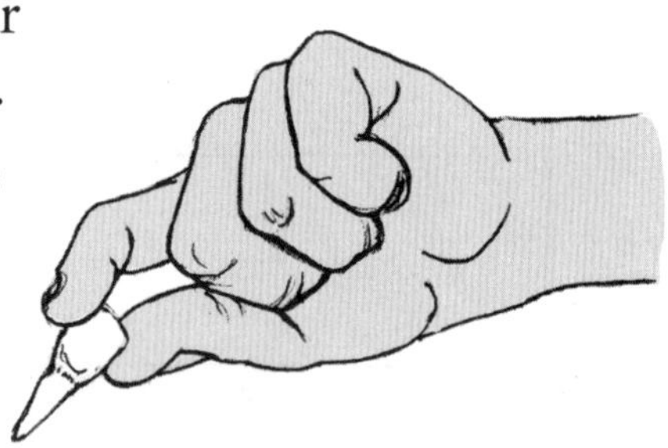

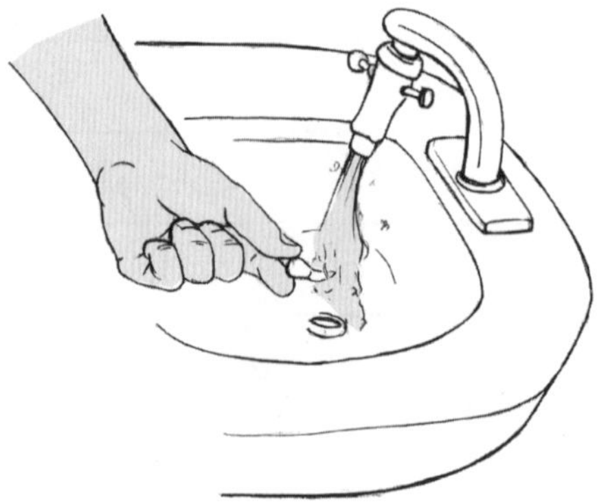

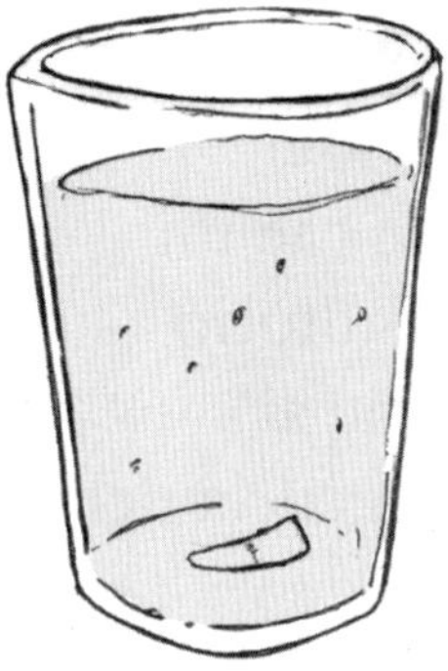

- Si encuentra el diente, enjuáguelo suavemente con agua salada o con agua fría del grifo (de la llave). No use jabón. No frote ni restriegue el diente para quitarle lo sucio.

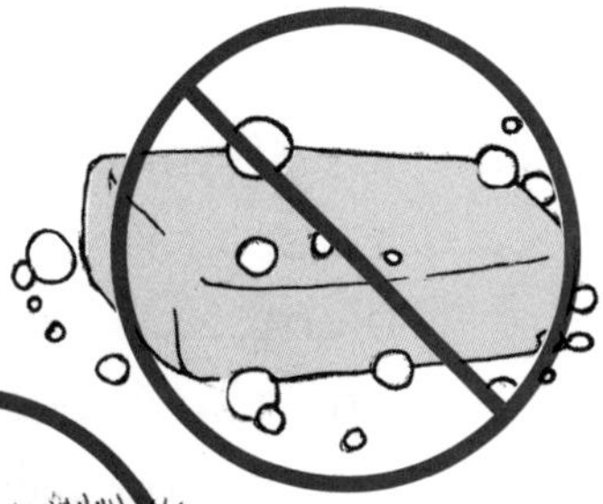

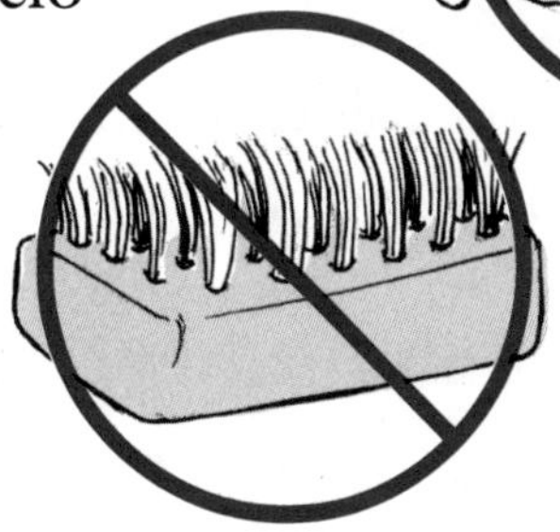

- Sujete el diente por la parte con que mastica y colóquelo suavemente en el hueco que dejó en la boca. Si no puede hacerlo, ponga el diente en un vaso de leche o de saliva.
- Vaya al dentista de inmediato.
- Mantenga el diente mojado.

Si es un diente de leche:

- Coloque una tela o gasa limpia y doblada sobre la parte que sangra. Asegúrese de que el niño(a) no pueda ahogarse con la sangre.
- Haga que el niño muerda suavemente la gasa o tela durante 15 minutos.
- Llame al dentista si continúa el sangrado después de 15 minutos.

¿Cuándo debo llamar al dentista?

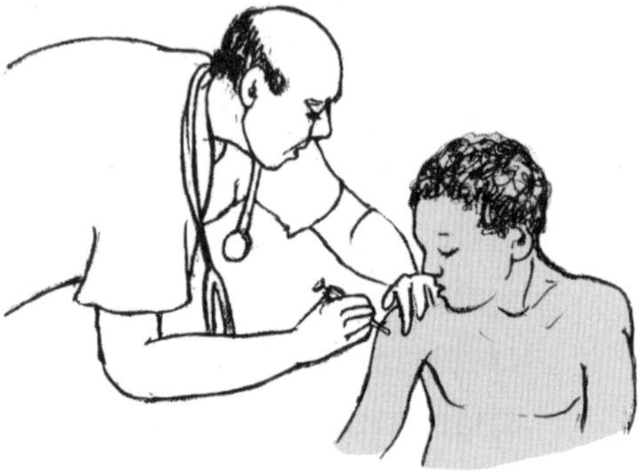

Llame al dentista de inmediato si se le cae un diente. Si el consultorio está cerrado, llame al número de emergencia del dentista.

Vaya al dentista dentro de los 30 minutos siguientes a que se la haya caído el diente. De esa manera, hay una buena posibilidad de que pueda colocarlo de nuevo en la boca y salvarlo.

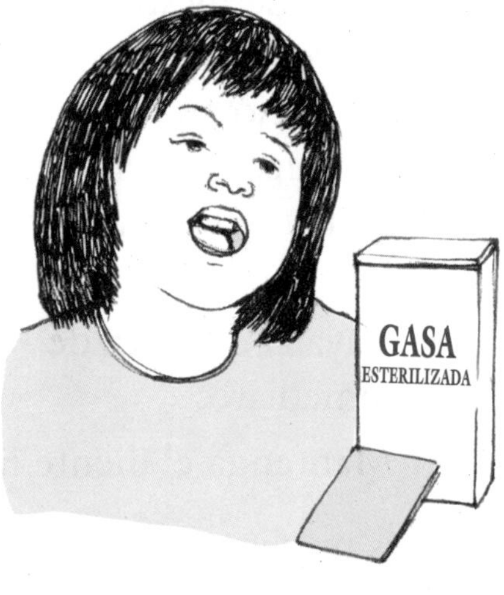

¿Qué más debo saber?

El dentista podría limpiar el diente y colocarlo suavemente en su lugar. Después podría sujetar el diente o otros dientes para fortalecerlo. Usted podría tener que tomar medicina para evitar dolor y una infección.

El dentista podría pedirle que vea a su médico. Podrían ponerle una inyección contra el tétano para no enfermarse.

Los dientes de leche se ponen de vuelta en la boca cuando se cae por un golpe.

Los adultos y los niños deben usar un protector dental cuando hagan deportes.

Dientes rotos o despostillados

¿Qué es?

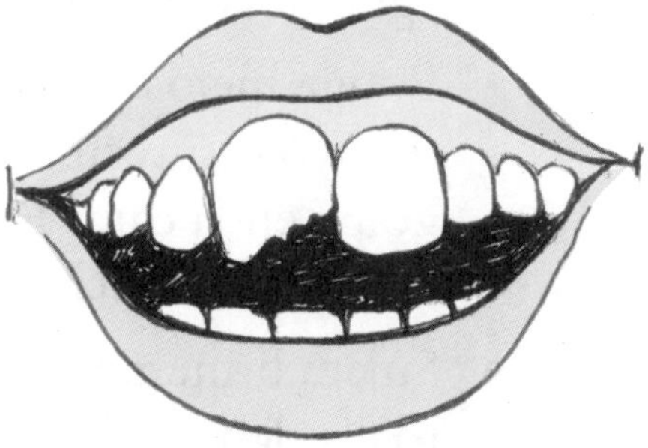

Es cuando se rompe una parte del diente. Se puede romper al golpearse fuertemente en la cara, como en un accidente. Un diente también se puede despostillar o romper al comer algo duro, como hielo o caramelos duros. También puede suceder por una caries grande.

¿Sabía usted?

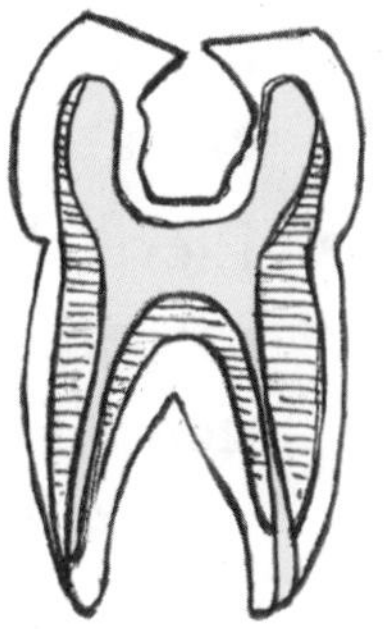

Un diente o muela que tiene un agujero se puede romper como un cascarón de huevo. También puede despostillarse o romperse si está tapado con empaste. Esto puede suceder si muerde algo duro o rechina los dientes.

¿Qué veo?

Si el diente tiene una pequeña rotura, verá que le falta algo al diente. Pero a veces el diente no se ve roto. Podría usted sentir un borde filoso cuando la lengua toca esa parte. Podría lastimarse la lengua si no puede evitar que esta toque esa parte.

Si se rompe casi todo el diente, podría usted ver un hueco en el sitio donde estaba el diente o muela. Podría quedar solamente la raíz.

¿Qué puedo hacer en casa?

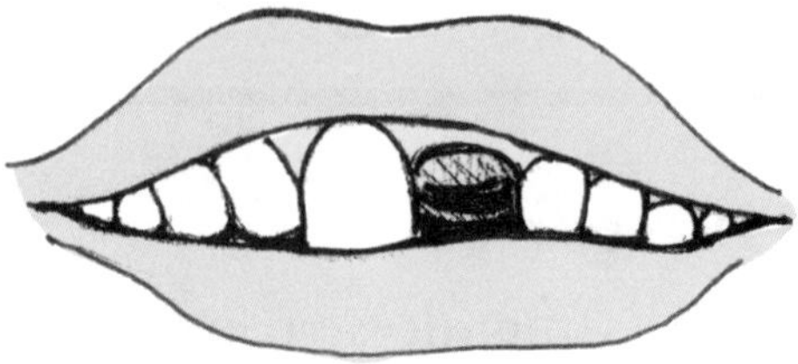

- Llame al dentista.
- Enjuáguese el área con agua tibia para limpiarla.
- Ponga hielo en la cara si se cayó o si recibió un golpe en la cara. Esto detendrá la inflamación.

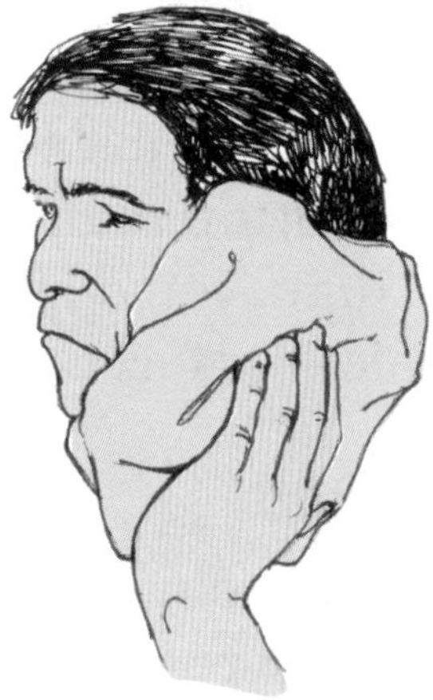

- Sujete firmemente una toalla de papel o una gasa en el área lastimada si está sangrando. No presione el sitio del diente o muela. Sólo presione la encía.
- Lleve consigo el diente roto al dentista, si lo tiene. El dentista tratará de salvar el diente.

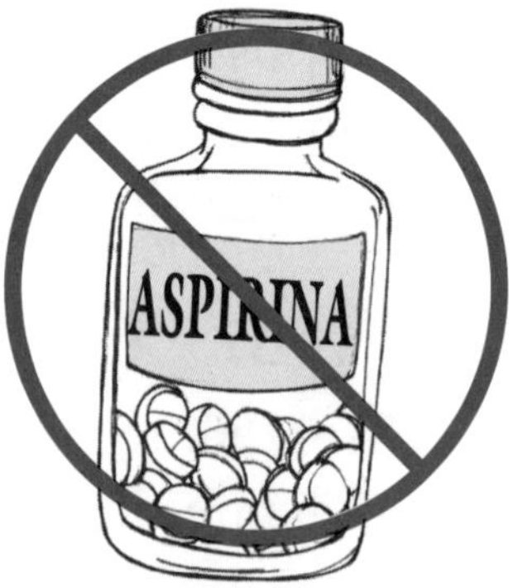

- No tome aspirina.
- No se ponga ninguna medicina en el diente, la muela o las encías.

¿Cuándo debo llamar al dentista?

Llame al dentista de inmediato si se rompe o despostilla un diente o muela.

El dentista puede decirle si debe ir de inmediato. Si la rotura es pequeña, podría esperar hasta la consulta de rutina. Si la rotura es grande, podría tener que ir al dentista inmediatamente.

¿Qué más debo saber?

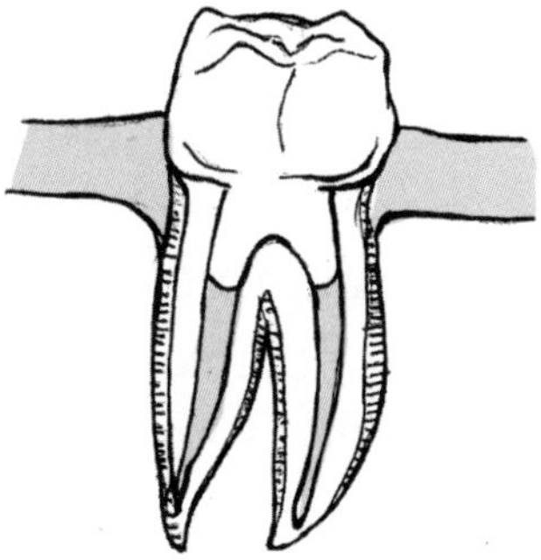

Para una rotura pequeña, el dentista podría solamente tener que emparejar el diente o ponerle un empaste. Para una rotura grande, podría necesitar una corona. El dentista podría tener que hacer una endodoncia si se lastimó la parte de adentro del diente o muela. Si no puede arreglarse, el dentista podría tener que sacarlo.

Si se lastima las muelas, uno de los puntos de arriba podría romperse. O puede haber una hendidura profunda. Si la hendidura está en el espacio del nervio, el dentista hará una endodoncia y pondrá una corona. Podría usted tener mucho dolor si el nervio está a la vista.

Frenos rotos

¿Qué son?

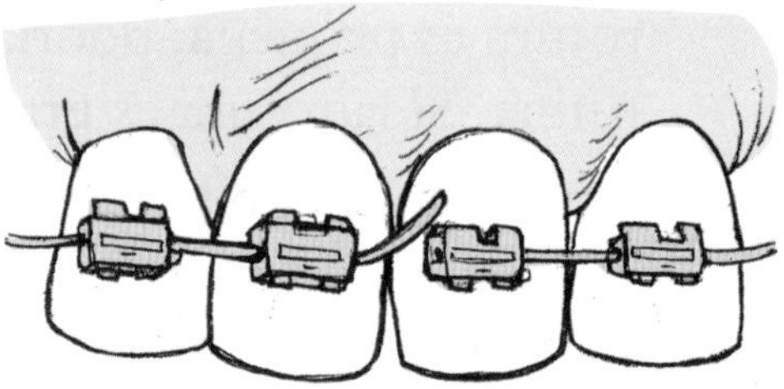

Los **frenos** se usan para arreglar una mordida dispareja o dientes torcidos (vea la página 117). Los frenos están hechos de brackets y alambres. Los alambres pueden romperse o aflojarse, y podria provocar cortaduras en las encías, las mejillas o los labios.

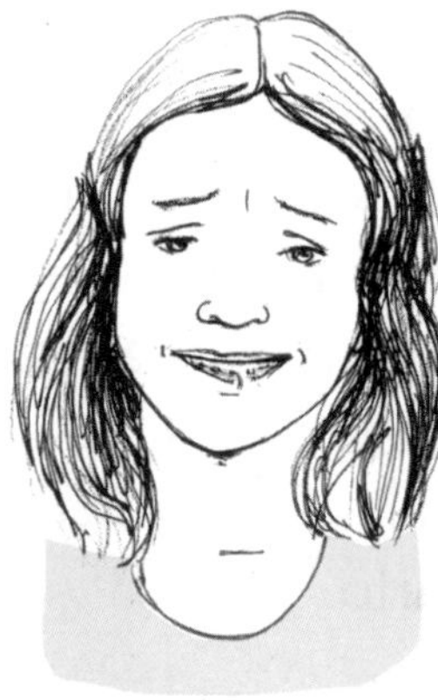

¿Qué veo?

Podría ver un alambre u otra parte que sobresale. Eso puede provocar una cortadura en los labios, las mejillas o las encías.

¿Qué puedo hacer en casa?

- Use un tipo de cera que le dará el ortodoncista para cubrir el alambre o el bracket.
- No trate de quitar el alambre ni el bracket.
- No muerda goma de mascar o dulces pegajosos si tiene frenos.
- No coma alimentos duros, como hielo o caramelos duros.

¿Cuándo debo llamar al ortodoncista?

Llame al ortodoncista de inmediato si se rompe o afloja cualquier parte de los frenos.

Él o ella le dirá si tiene que ir al consultorio. Podría no ser urgente si la parte rota no le molesta. Pero podría ahogarse si se le cae un pedazo en la boca. Deje que el ortodoncista decida lo que usted debe hacer.

¿Qué más debo saber?

El ortodoncista podría pedirle que corte el alambre muy cerca de los frenos con un cortauñas. Si no puede usted hacerlo, póngale cera.

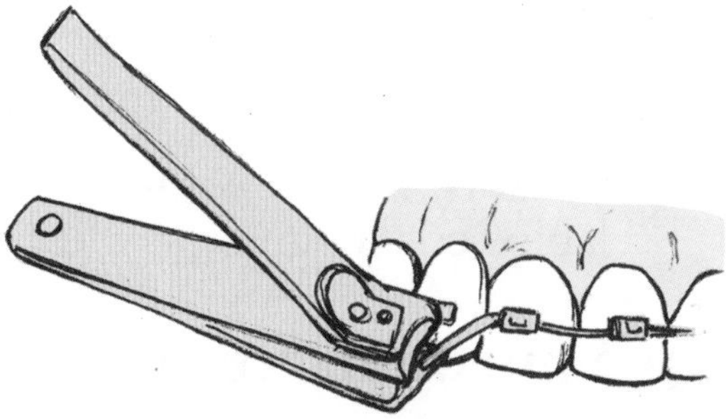

Un pedazo del freno o un alambre se puede romper si come alimentos que sean demasiado duros o pegajosos.

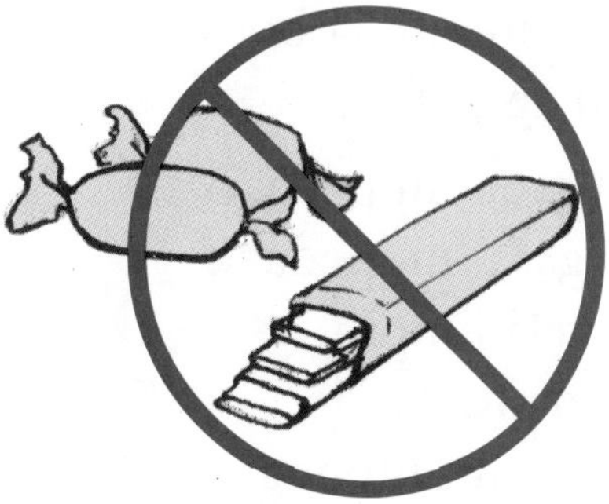

Mordedura de labios, mejillas o lengua

¿Qué son?

Los dientes pueden morderle los labios, las mejillas o la lengua. Esto puede suceder cuando se cae o tiene un accidente.

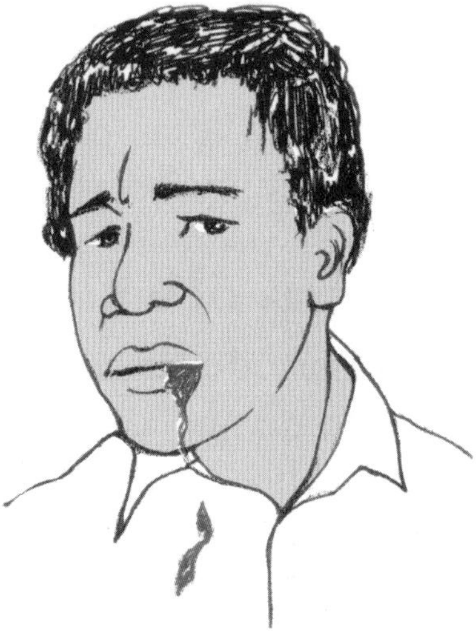

¿Qué veo?

Verá sangre que le sale de los labios o la lengua.

¿Qué puedo hacer en casa?

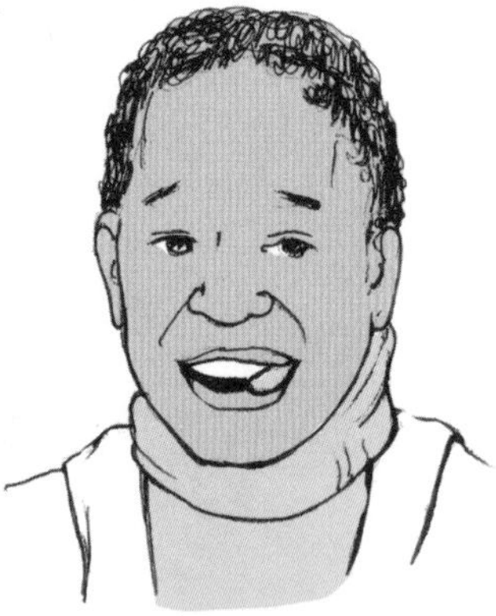

- Enjuáguese suavemente la boca con agua fría.
- Muerda un pedazo de gasa, un pedazo de tela limpio, o una toalla de papel. Manténgalo en la cortadura y presiónelo firmemente para detener el sangrado.
- Saque la lengua hacia adelante suavemente si está sangrando. Presione firmemente la lengua con una gasa o tela limpia.

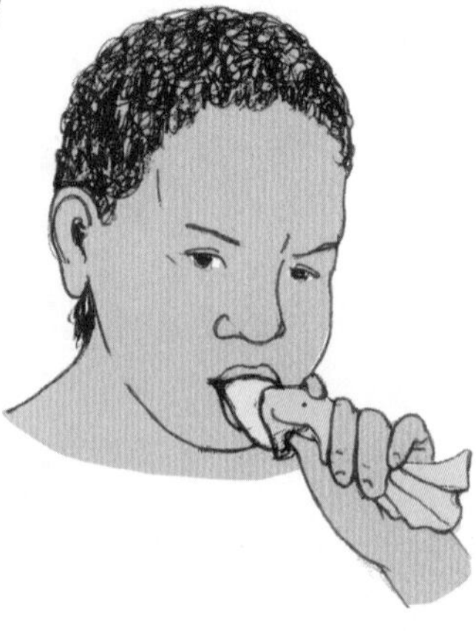

- Póngase hielo en los labios o la mejilla si están inflamados. Envuelva el hielo en una toalla. A eso se le llama una compresa fría. Póngasela en la cortadura.

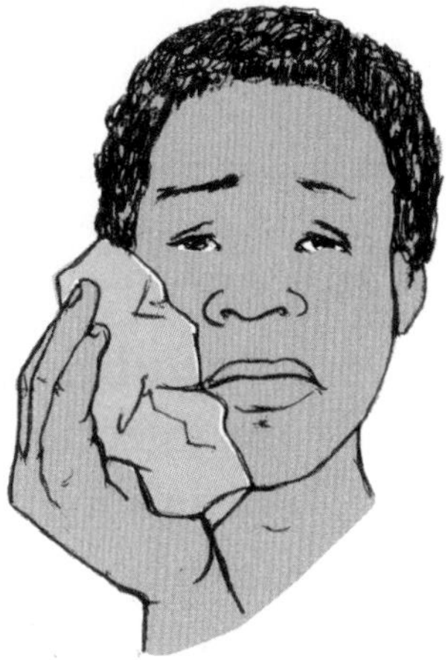

¿Cuándo debo llamar al dentista?

Llame al dentista o al médico de inmediato si tiene una cortadura que sangra mucho. Diga que tiene una emergencia.

Vaya de inmediato a la sala de emergencia si:

- no puede detener el sangrado ni comunicarse con su dentista.
- se cae y se golpea fuertemente la cabeza.
- se rompe la mandíbula. Puede romperse la mandíbula si los dientes no se alínean bien cuando cierra la boca.

¿Qué más debo saber?

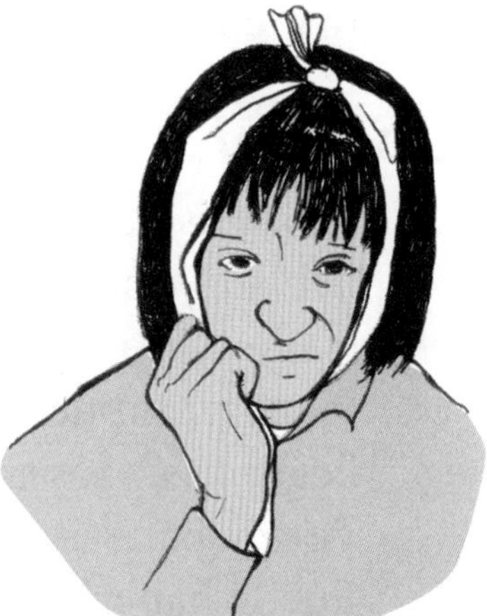

El dentista podría querer verlo(a) de inmediato si la cortadura sigue sangrando después de presionar una gasa sobre ella durante 15 minutos.

El dentista puede pedirle que vaya a un cirujano oral. Un cirujano oral es un dentista que puede hacer cirugía. Puede arreglar problemas grandes en la boca. El cirujano oral querrá coserle (darle unas puntadas) para cerrar la herida para que se cure más rápidamente.

Celulitis dental

¿Qué es?

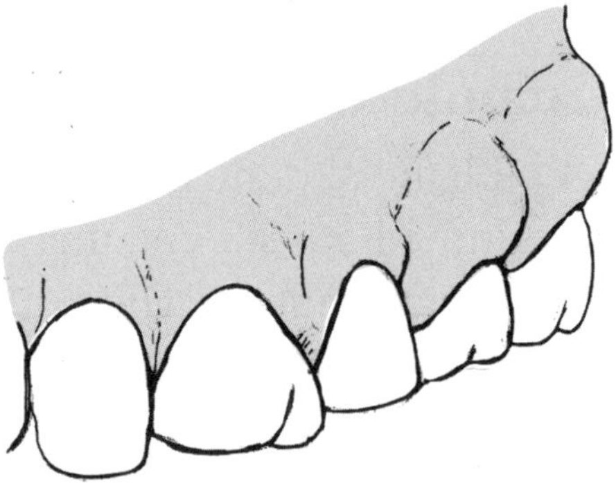

La **celulitis dental** es una infección de la boca. Puede surgir debido a que tiene problemas en la boca y no va a un dentista para que los arregle. Es una enfermedad muy mala y necesita tratamiento de un dentista.

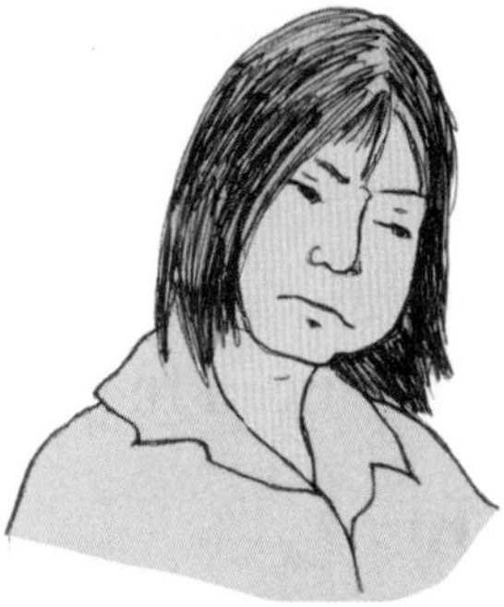

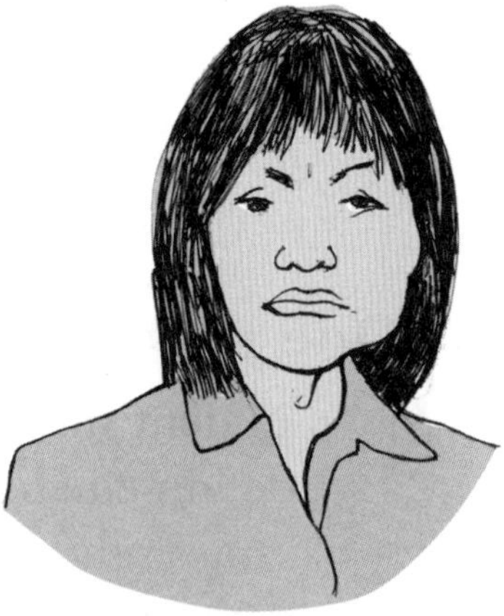

Podría incluso causar la muerte si no recibe ayuda inmediata.

¿Qué veo?

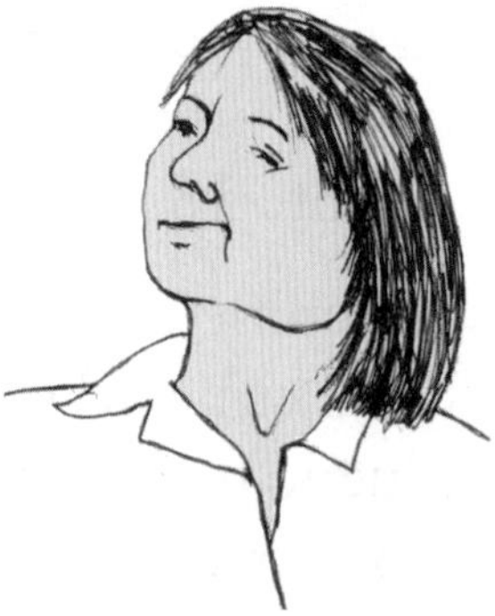

La cara se hincha del lado donde está la infección. La hinchazón puede llegar hasta los ojos. Podría bajar al cuello. Puede haber tanta inflamación como para hacer que la cara se vea mal.

Podría tener un fuerte dolor de muelas.

¿Qué puedo hacer en casa?

- Llame al dentista de inmediato o vaya a la sala de emergencia del hospital.

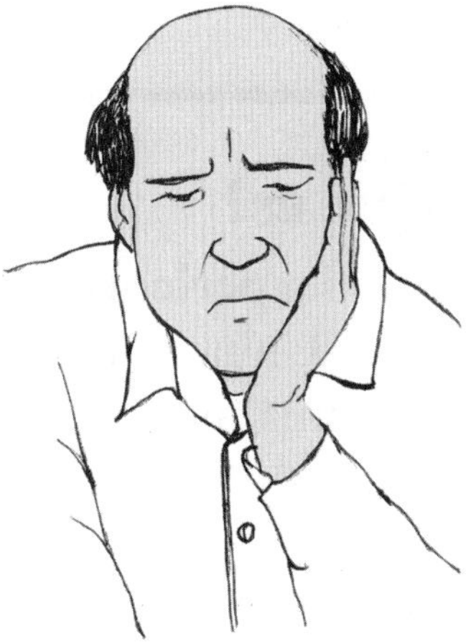

¿Cuándo debo llamar al dentista?

Llame al dentista inmediatamente si tiene un dolor fuerte de muelas o inflamación en la cara. Podría recibir atención de inmediato.

Vaya a la sala de emergencia inmediatamente si no puede comunicarse con su dentista.

¿Qué más debo saber?

La inflamación en la cara puede ser peligrosa. Si la inflamación está cerca del ojo, puede irse al cerebro. Si está cerca del cuello, puede impedir la respiración.

Si tiene una infección, debe ver al dentista para recibir tratamiento. Si no trata la infección, puede convertirse en celulitis dental.

Estas son las cosas que pueden causar una infección en la boca:

- Enfermedad de las encías
- Un agujero grande en un diente, una muela o la encía
- Una perforación en la lengua (vea la página 124)
- El dentista puede pedirle que vaya a un **cirujano oral**. Es un dentista especializado que puede arreglar problemas grandes en la boca.

Pericoronaritis

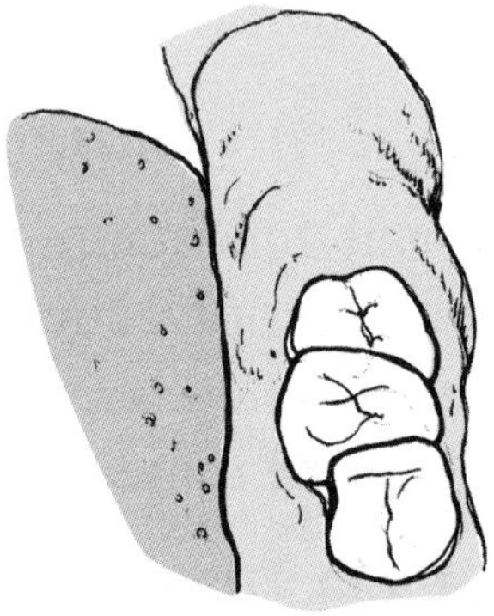

¿Qué es?

La **pericoronaritis** es cuando se hinchan las encías debido a una muela que está saliendo. Es muy dolorosa.

¿Sabía usted?

Sucede cuando los gérmenes o los alimentos se quedan atorados a las encías. Se quedan atorados bajo la capa de encía que cubre la muela que está saliendo. A menudo esto sucede en las **muelas** de abajo, que llamamos **muelas del juicio** (vea la página 119).

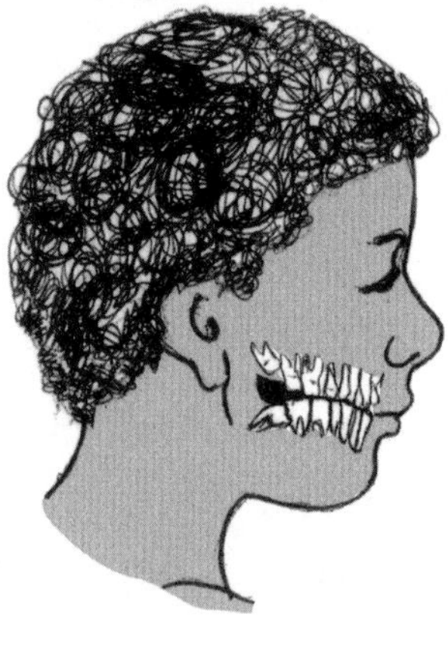

¿Qué veo?

La capa de encía que cubre la muela por salir puede estar muy hinchada. Puede doler al tocarla. El área puede estar tan hinchada que incluso le duele si se toca por abajo de la mandíbula. El dolor en la boca podría sentirse como si llegara a la cabeza. También podría tener dificultad para respirar.

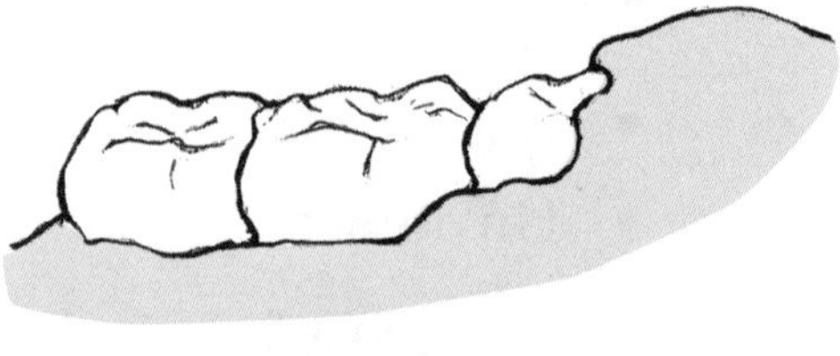

Podría ver **pus** (un líquido amarillo verdoso) que sale del área hinchada. Podría tener mal sabor.

¿Qué puedo hacer en casa?

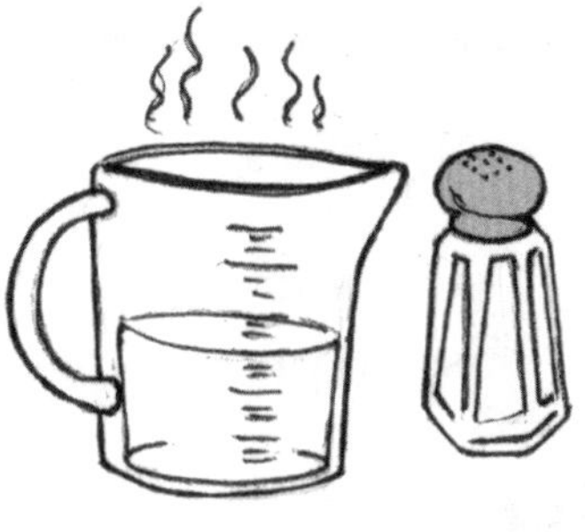

- Enjuáguese la boca con agua tibia con sal. Asegúrese de que el agua no esté tan caliente que le queme la boca. Use ½ taza de agua y ½ cucharadita de sal. Hágalo tres veces al día.

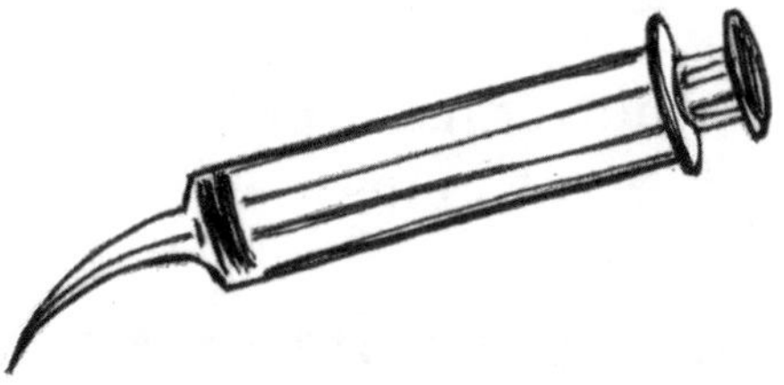

- Use un instrumento especial que le dará el dentista. Funciona como un gotero grande para limpiar y enjuagar el área. Eche chorritos de agua bajo la capa de encía que le duele.

¿Cuándo debo llamar al dentista?

Llame al dentista de inmediato si se le hinchan las encías o le duelen. Diga que tiene una emergencia.

El dentista decidirá si necesita que usted vaya al consultorio. Le limpiará las encías y podría recetarle medicinas para detener la inflamación.

¿Qué más debo saber?

Si le duele mucho una de las encías de abajo, puede empeorar si la toca la muela de arriba. El dentista podrá arreglarla para evitar más problemas.

Si el problema es a causa de una muela del juicio, el dentista podría tener que extraerla.

Comida que se queda atorada entre los dientes

¿Qué es?

Los alimentos pueden quedarse atorados entre los dientes. Eso le puede provocar un dolor de dientes o de muelas.

¿Qué veo?

Podría ver inflamación entre dos dientes o muelas. Podría no ver nada, pero sentir dolor. Podría sentir doler cuando toca las encías cerca de los dientes.

¿Qué puedo hacer en casa?

- Use hilo dental para tratar de sacar la comida atorada. Hágalo con suavidad.
- Nunca use un instrumento filoso para sacar la comida atorada.
- Nunca use un alfiler ni una aguja. Ese tipo de cosas podría lastimarle las encías.

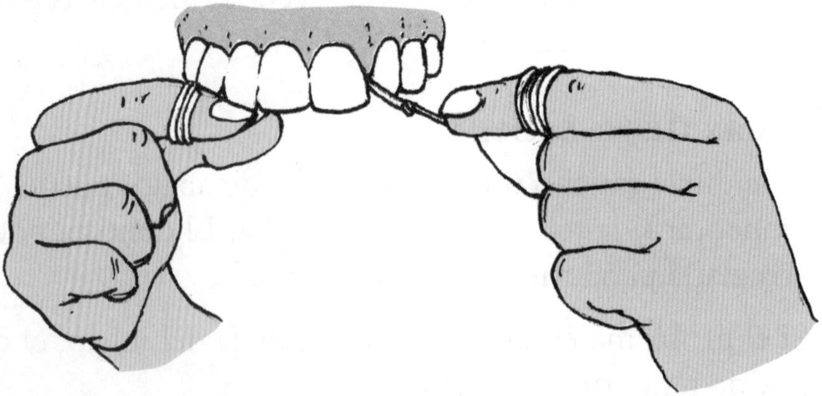

¿Cuándo debo llamar al dentista?

Llame al dentista si no puede sacarse la comida atorada después de 2 días.

El dentista tratará de sacarla con hilo dental. Pero si eso no funciona, puede usar instrumentos especiales para limpiar entre los dientes.

¿Qué más debo saber?

Nunca ponga aspirinas ni otros medicamentos contra el dolor en las encías cerca del diente o muela en el que tiene dolor. Esto podría quemarle las encías.

A menudo los granos de maíz de las palomitas que no se inflan se quedan atorados entre los dientes. Use hilo dental para sacar los granos de maíz.

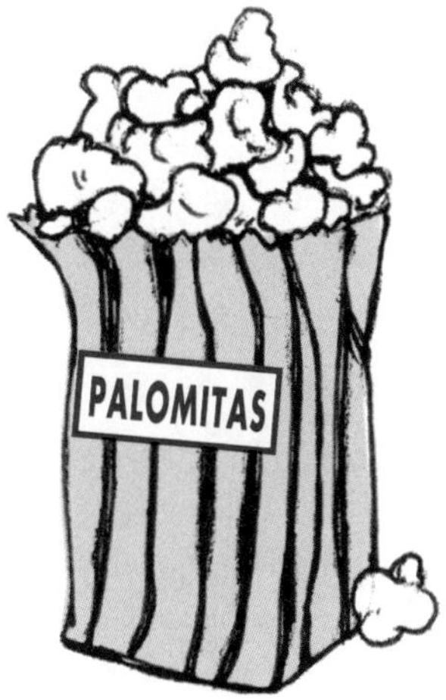

Las enfermedades y sus dientes

12

Notas

Las enfermedades y sus dientes

¿Qué son?

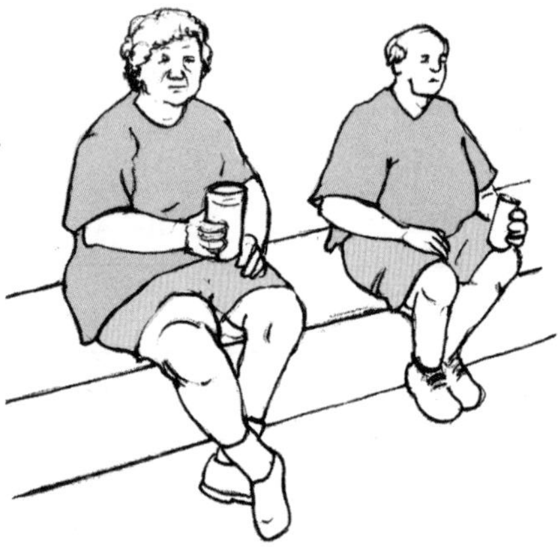

Algunas enfermedades pueden aumentar la probabilidad de tener problemas de los dientes y de las encías. Entre algunas están la **obesidad** o la **diabetes**. Si usted está **obeso(a)**, significa que pesa demasiado en comparación con su estatura. Si usted tiene **diabetes**, significa que tiene demasiada azúcar en la sangre.

¿Sabía usted?

Si está obeso(a):

- Podrían hincharse las encías o sangrar.
- Es más probable que le dé diabetes.

Si tiene diabetes:

- Puede darle una enfermedad seria en las encías.
- Puede perder el hueso que sostiene los dientes en su lugar.
- Podría tener boca seca.
- Podría tener más caries.

¿Qué puedo hacer en casa?

- Cuíde su cuerpo. Esto puede evitar que le den estas enfermedades.

- Coma alimentos que sean buenos para usted (vea la página 46).
- Haga ejercicio o manténgase activo.
- Vea al médico cada año para una revisión.
- Haga lo que el médico le indique para mantenerse sano.
- Mantenga el cuerpo en un peso sano. Si pesa demasiado, baje de peso. Pídale ayuda a su médico.
- Cuídese los dientes.
  - Cepíllese los dientes al menos dos veces al día y use hilo dental todos los días.
  - Cepíllese los dientes y también use hilo dental después de comer o de tomar un bocadillo.
  - Vaya al dentista cada 6 meses para una revisión.

¿Cuándo debo llamar al dentista?

Llame al dentista si:

- el médico le dice que está obeso.
- el médico le dice que tiene diabetes.
- usted piensa que tiene enfermedad de las encías.
- tiene dolor de dientes, muelas o encías.

Vaya al dentista para una revisión cada 6 meses.

¿Qué más debo saber?

Hay muchas enfermedades que pueden causar problemas a los dientes y a las encías. Respecto a algunas enfermedades, es difícil saber si uno está enfermo. Si va a revisiones regulares con su médico, puede darse cuenta si tiene una enfermedad. Y si lo sabe desde el principio, podrá cuidarse mejor.

Tal vez usted no sepa si tiene diabetes. Podría no tener síntomas claros. El médico puede hacerle una prueba si parece que podría tener diabetes. Si tiene diabetes, es muy importante recibir tratamiento de inmediato.

Es muy importante bajar de peso y comer como se debe. Usted puede detener la obesidad a tiempo, y no ser obeso si hace el esfuerzo. Usted tiene el control. Si tiene sobrepeso, tiene demasiado peso. Si está obeso, está **mucho** más pesado. Por eso, si tiene sobrepeso, tómelo como una advertencia. Baje de peso antes de llegar a ser obeso.

La enfermedad de las encías y la obesidad pueden hacerlo más propenso a tener estas enfermedades:

- Ataque al corazón
- Embolia (derrame cerebral)
- Alta presión arterial
- Algunos tipos de cáncer
- Diabetes

Otras infecciones

¿Qué son?

Las infecciones son enfermedades causadas por gérmenes. Uno puede tener distintos tipos de infecciones en la boca. El dentista necesita ver la boca para saber de qué tipo es y cómo tratarla. Algunas infecciones ocurren con más frecuencia en niños pequeños. Otras son más comunes en adultos.

¿Qué veo?

Las encías pueden verse hinchadas, rojas o grises. Podrían sangrar o doler si las presiona. Podría ver úlceras o lesiones en la boca, llenas de un líquido amarillo o blanco.

Podría tener dificultad para tragar y para hablar. También puede tener mal aliento. A veces puede dar fiebre de hasta 104°F (40° centígrados). Los niños podrían tener dolor de cabeza o estar irritables.

¿Qué puedo hacer en casa?

- Haga lo que el dentista le indique. Podría decirle que se enjuague la boca con algo.
- Podría tener que someterse a una dieta de solo líquidos durante unos días.

¿Cuándo debo llamar al dentista?

Llame al dentista si:

- le duele la boca.

- ve lesiones o úlceras en la boca.
- ve algún cambio en las encías.

¿Qué más debo saber?

Algunas infecciones son **contagiosas**. Esto significa que puede transmitirlas a otra persona. Su dentista le dirá si tiene una infección y de qué tipo es. También le dirá cómo tratarla, y en cuánto tiempo se curará. Haga lo que le indique el dentista para eliminar la infección.

El dentista podría darle una clase de medicina que se llama **antibiótico**. Éste mata los gérmenes que causan la infección.

Si tiene problemas de corazón o reemplazo de articulaciones

¿Qué son?

Algunos problemas del corazón lo hacen más propenso a tener una infección en el corazón. Si le han reemplazado una articulación, como en una rodilla o en la cadera, esas áreas también pueden infectarse fácilmente.

¿Sabía usted?

Si usted tiene un cierto tipo de padecimiento del corazón o le han reemplazado una articulación, debe tomar más precauciones contra una infección. Los gérmenes de la boca pueden ir por los vasos sanguíneos al corazón, o a una articulación. Esto puede causar una infección en el corazón o en la articulación. Para prevenirlo, tal vez tenga que tomar un **antibiótico** antes de ir al dentista.

¿Qué puedo hacer en casa?

- Dígale al dentista si tiene un problema de corazón, o si le han reemplazado una articulación en los últimos dos años.
- Tome la medicina exactamente como le indique su médico o dentista. Tome el antibiótico una hora antes de la consulta con el dentista.

¿Cuándo debo llamar al dentista o a la clínica?

Llame al dentista si el médico le dice que tiene que tomar medicina antes de la consulta dental.

El dentista trabajará con su médico y juntos decidirán qué es lo mejor para usted. Uno de ellos le recetará un antibiótico. Dígale al dentista si es alérgico al antibiótico llamado **penicilina**.

¿Qué más debo saber?

Podría tener que tomar medicina antes de la consulta dental si:

- ha tenido **cardiopatía reumática** (fiebre reumática que afecta el corazón).
- tuvo un problema del corazón durante la infancia.
- le reemplazaron una válvula del corazón.
- le reemplazaron alguna articulación en los últimos 2 años.
- tiene **prolapso de la válvula mitral**.

El corazón tiene **válvulas** que ayudan a bombear sangre adecuadamente. El prolapso de la válvula mitral es un problema cuando estas no funcionan bien y tienen más probabilidad de que se les peguen gérmenes que provocan serias complicaciones.

El antibiótico evitará que los gérmenes dañen el corazón o la articulación.

La enfermedad cardiaca y la boca

¿Qué es?

La enfermedad cardiaca es cuando el corazón está enfermo y no funciona como debería. Puede causar la muerte.

¿Sabía usted?

Los gérmenes en la boca pueden ir al resto del cuerpo atravez de los vasos sanguíneos. Esto puede suceder si usted tiene enfermedades de las encías y podrían dañar al corazón.

¿Qué veo?

Podría no ver nada hasta que no avance la enfermedad de las encías. Las encías podrían verse rojas e hinchadas, o podrían doler. Podría ver que le sangran las encías cuando se cepilla los dientes o usa hilo dental (vea la página 22 para saber más sobre la enfermedad de las encías).

¿Qué puedo hacer en casa?

- Dígale al médico si tiene enfermedad de las encías.
- Dígale al dentista que tiene un problema de corazón.
- Cuídese los dientes para prevenir la enfermedad de las encías:
    - Cepíllese los dientes al menos dos veces al día y use hilo dental todos los días. Use pasta de dientes que contenga fluoruro.
    - Dígale al dentista si siente la boca seca. Los gérmenes se multiplican más en una boca seca. Pregúntele al médico qué puede usar contra la boca seca.

- Use enjuague bucal o gel con fluoruro para ayudar a prevenir las caries.

¿Cuándo debo llamar al dentista?

Llame al dentista si:

- le sangran las encías cuando se cepilla los dientes o usa el hilo dental.
- tiene las encías hinchadas.
- le duelen las encías.

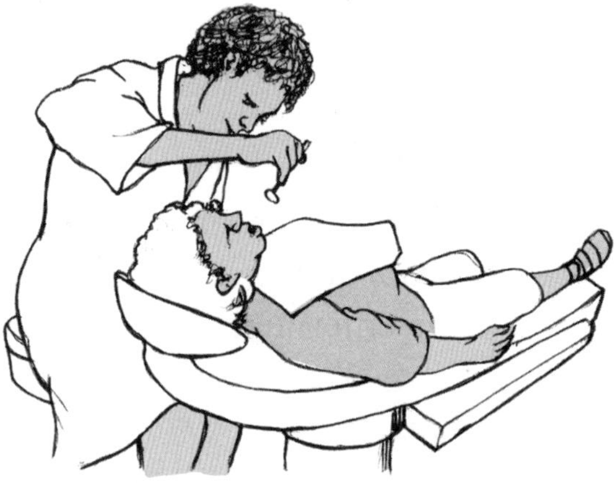

Dígale al dentista si tiene un problema de corazón. Esto puede afectar su tratamiento.

Vaya al dentista cada 6 meses para una revisión. El dentista lo examinará para ver si tiene enfermedad de las encías y se asegurará de que tenga la boca sana.

¿Qué más debo saber?

Si tiene una enfermedad seria en las encías, tal vez tenga una mayor probabilidad de tener un ataque al corazón. Asegúrese de decirle al dentista antes de la consulta si tiene cualquier tipo de problema cardiaco. Dígale a su médico si le han dicho que tiene usted enfermedad de las encías.

Lista de palabras

A

- **ácido** – líquido fuerte producido por el cuerpo que puede provocar agujeros en los dientes
- **amalgama** – empaste de color plateado que se usa para llenar las caries (agujeros) en los dientes
- **antibiótico** – medicina que se usa para matar bacterias (gérmenes) y curar las infecciones
- **aparato** – dispositivo hecho por el ortodoncista para corregir una mordida dispareja
- **aparecer** – salir a través de la encía. Cuando los dientes salen, aparecen a través de la encía.

B

- **boca seca** – sin saliva suficiente para mantener la boca húmeda
- **bracket** – parte de los frenos dentales

C

- **calcio** – mineral que mantiene los dientes y los huesos fuertes. Se puede adquirir al comer ciertos alimentos.
- **caninos** – dientes al lado de los cuatro dientes de enfrente. También se llaman colmillos.
- **carbohidratos** – parte de los alimentos que nos da energía
- **caries** – agujero en un diente o muela

- **caries del biberón** – es cuando se dañan los dientes de enfrente de arriba de un bebé. Esto ocurre cuando un bebé toma líquidos dulces, como leche, de una botella y se asienten en la boca.
- **celulitis dental** – inflamación en la boca debida a una infección. La celulitis dental puede propagarse a otras partes del cuerpo, como a la cabeza y al cuello. Es un padecimiento que amenaza la vida.
- **cepillo de dientes** – pequeño cepillo con un mango largo que se usa para lavarse los dientes
- **chupón** – artículo de hule con forma de pezón. Los bebés lo chupan para sentir tranquilidad, en vez de chuparse el dedo.
- **cirujano oral** – dentista capacitado para extraer dientes y muelas, y para hacer cirugía en la boca
- **corona** – cubierta con la forma de un diente o muela para cubrir una muela rota. También es la parte de un diente o muela que se puede ver arriba de la encía.
- **cúspide** – superficie levantada de una muela

D

- **dentadura parcial** – dientes postizos pegados a una base de plástico. Se puede quitar y poner para dormir o comer.
- **dentadura postiza** – conjunto completo de dientes postizos. Hay dentaduras postizas de arriba y de abajo
- **deshidratado** – sin suficiente agua en el cuerpo
- **diabetes** – enfermedad en la que hay demasiada azúcar en la sangre
- **diabético(a)** – una persona que tiene diabetes

- **dientes de adulto** – dientes permanentes: el segundo juego de dientes que reemplaza los dientes de leche
- **dientes de leche** – primeros dientes que les salen a los bebés. Empiezan a crecer en la boca del bebé alrededor de los 4 a 6 meses de edad. La mayor parte de los niños tiene todos sus 20 dientes de leche para cuando tiene 2 años de edad. Estos dientes son temporales. Empiezan a caerse a los 5 o 6 años y los reemplazan dientes permanentes. Los dientes de leche a veces se llaman dientes primarios o dientes de niño.
- **dientes permanentes** – también llamados dientes de adulto. Estos dientes se forman en las encías de los niños. Crecen debajo de los dientes de leche y los empujan hacia afuera cuando están listos para salir. La mayor parte de los niños tiene todos sus dientes permanentes alrededor de los 14 años de edad. Hay 32 dientes permanentes.
- **dientes primarios** – el primer conjunto de dientes. A veces se llaman dientes de leche. Estos dientes se caerán y saldrán dientes permanentes para reemplazarlos.

E

- **embarazada** – es cuando una mujer tiene un bebé que crece en su interior
- **embarazo** – tiempo en el que un bebé crece dentro de una mujer
- **empastes de resina** – material que se usa para hacer un empaste, hecho de una mezcla de plástico y algo similar al vidrio.
- **encías** – parte color de rosa bajo los dientes

- **endodoncia** – procedimiento que hace el dentista para limpiar y reparar la área del nervio de un diente o muela
- **enfermedad de las encías** – infección de las encías y del hueso que sostiene a los dientes en su lugar
- **ensartador dental** – instrumento para limpiar que usa una persona cuando tiene un puente
- **enjuague bucal** – líquido que ayuda a lavar los gérmenes y sacarlos de la boca cuando se hacen buches con él. También se llama “enjuague”.
- **espaciador** – algo que puede poner el dentista en la boca del paciente si se cae un diente de leche antes de tiempo. Guarda el espacio hasta que el diente o muela permamente está listo para salir.

F

- **fluoruro** – mineral que ayuda a detener las caries al fortalecer los dientes
- **fluorosis** – manchas blancas o color café en los dientes permanentes que se forman si un niño recibe demasiado fluoruro

G

- **gasa** – malla muy delgada de tela que se usa para curación
- **gingivitis** – encías rojas e hinchadas que sangran fácilmente cuando hay demasiada placa bacteriana
- **gingivitis gestacional** – problema con las encías durante el embarazo. Las encías podrían estar más rojas, doler, verse hinchadas o sangrar.
- **grasa** – parte de los alimentos que nos da energía y se almacena en el cuerpo para mantenernos calientes

H

- **hendiduras** – espacios largos y angostos en la superficie de la lengua
- **herpes simple** – germen que puede causar una lesión en la piel. También se le llama fuego o ampolla.
- **hilo dental** – hilo especial que se usa para limpiar el espacio entre los dientes
- **hueco** – espacio en donde un diente o muela se ajusta dentro de la encía y el hueso
- **humo de segunda mano** – humo que sale del extremo de un cigarrillo, pipa o puro encendido. También es el humo que sopla un fumador por la boca. Las personas pueden respirarlo, aunque no estén fumando.

I

- **implante dental** – pieza de metal en cuya superficie hay un diente postizo, colocada del hueso bajo la encía
- **impresión dental** – algo hecho por un dentista que se pone una persona para dejar de rechinar los dientes
- **incisivos** – ocho dientes de enfrente
- **infección** – enfermedad causada por gérmenes
- **inflamación** – hinchazón

L

- **lengua** – músculo que se mueve en medio de la boca. Ayuda a saborear y tragar los alimentos, y también ayuda a hablar.
- **lengua agrietada** – lengua que se ve arrugada o con pequeñas hendiduras. Es un padecimiento inofensivo.

- **lengua geográfica** – lengua que se ve como el mapa de un país. Es inofensiva y desaparece.

M

- **mordida dispareja** – es cuando los dientes, los labios y la mandíbula no se alínean como deberían.
- **malnutrición** – es cuando el cuerpo no recibe los nutrientes correctos. Esto sucede si no se comen suficientes alimentos saludables. Puede hacer que uno se enferme más fácilmente. Además, el cuerpo podría no desarrollarse adecuadamente.
- **minerales** – ciertas partes de los alimentos que son importantes para que el cuerpo crezca y esté activo. El calcio y el fluoruro son minerales.
- **muela** – diente ancho y plano en la parte trasera de la boca. Las muelas son para morder, masticar, cortar y moler los alimentos en trozos más pequeños. Esto ayuda a tragarlos.
- **muelas del juicio** – los terceros molares (muelas de los 18 años). Son los últimos dientes permanentes que salen en la parte de atrás de la boca. Generalmente salen entre los 17 y 21 años de edad.
- **muelas de los seis años** – las muelas más grandes. Generalmente salen para cuando un niño empieza la escuela primaria.

N

- **nervios** – fibras delgadas entre el diente o muela y la encía que nos permiten sentir calor, frío o dolor

- **nutrientes** – proteínas, minerales y vitaminas. Los nutrientes son partes de los alimentos que necesitamos para mantenernos sanos y fuertes

O

- **obesidad** – es cuando una persona tiene demasiada grasa corporal
- **obeso(a)** – demasiado pesado con respecto a la estatura
- **ortodoncista** – dentista capacitado para arreglar dientes torcidos y para hacer que los dientes y la mandíbula se alíneen apropiadamente

P

- **pasta de dientes** – gel o pasta que se pone en el cepillo de dientes para ayudar a quitar los gérmenes en la boca y lavar los dientes
- **pérdida de hueso** – pérdida de fuerza de los huesos
- **pericoronaritis** – inflamación de la encía por un diente que está saliendo
- **placa bacteriana** – recubrimiento pegajoso de gérmenes en los dientes
- **porcelana** – material parecido al vidrio que se usa para hacer coronas
- **porta hilo dental** – dispositivo de plástico que sostiene el hilo dental.
- **protector dental** – una placa suave de plástico que se acomoda sobre los dientes de arriba para protegerlos cuando se hace deporte.
- **proteína** – parte de los alimentos que ayuda a fortalecer los músculos

- **puente** – conjunto de uno o más dientes postizos. Se usa para reemplazar dientes que faltan.
- **pus** – líquido espeso amarillo o verde que sale de una infección. Puede tener mal olor.

R

- **radiografías** – imágenes de los dientes o huesos (también llamadas rayos X)
- **raspador de la lengua** – instrumento que se usa para limpiar la superficie de la lengua. Parece un pequeño rastrillo de plástico.
- **rechinar los dientes** – apretar y frotar los dientes unos contra otros, a menudo mientras dormimos
- **retenedor** – pieza de plástico que se usa en la boca para arreglar una mordida dispareja
- **retenido** – cuando los dientes o las muelas están atoradas bajo las encías

S

- **saliva** – líquido que se forma en la boca
- **sellador** – recubrimiento de plástico que se coloca en dientes y muelas para ayudar a protegerlos contra las caries

T

- **tétano** – enfermedad seria causada por gérmenes que entran en una cortadura. Hay que ponerse la vacuna contra el tétano.
- **tetraciclina** – medicina que ayuda a combatir infecciones

U

- **úlcera bucal** – también se llama llaga. Una pequeña protuberancia dolorosa que se forma en la boca debido a una infección.
- **uso de hilo dental** – proceso de usar hilo dental para limpiar el espacio entre los dientes y muelas, y para limpiar las encías

V

- **vitaminas** – parte de los alimentos que es importante para que el cuerpo crezca y esté activo
- **vomitar** – volver el estómago

Qué hay en este libro: de la A a la Z

D

V

Personas a quienes queremos agradecer

Nuestro agradecimiento a las siguientes personas por su ayuda con este libro:

Laura Arredondo
Albert E. Barnett, M.D.
Sheldon D. Benjamin, D.M.D.
Maria Cabrera
Emma Cannon
Sophie Cannon
W. Joseph Cannon, D.D.S.
Gina Capaldi
Judith Connell, Dr., P.H.
Jim Crall, D.D.S.
Justin Do, D.D.S.
Leticia Garcia
Maria Garcia
Liana Gergely
Talia Gergely
Kathleen Gibbons
Sandra Gonzalez
Stephanie Hoefer
Cynthia Holmberg, B.A.
Erika Jimenez, CNA
Gloria G. Mayer, R.N., Ed.D.
Carolyn D McLean, R.D.H.
Jorge H. Mestman, M.D.
Olga Montes
Alma Morales
Roseann Mulligan, D.D.S., M.S.
Steven A. Myers, D.D.S.
Elizabeth Ortega
Sandra Oviedo, A.A.
Alicia Pacheco, A.A.
Dolores Ramos, R.D.H.A.P., B.S.
Elvira Diane Rivas
Mirna Rivera
Ruth Sanchez
Donna Bell Sanders, M.P.H.
Gail E. Schupak, D.M.D.
Gail Strahs, D.D.S
Max Toledo
Michelle Upchurch
Michael Villaire
Carmen Villalobos
Carolyn Wendt
Shawn E. Wild, R.D.H., A.S.
Jackie Zazueta, B.S.
Christine T. Zwiebel, R.D.H.

Otros libros en la misma colección

Todos los libros están disponibles en inglés y español.

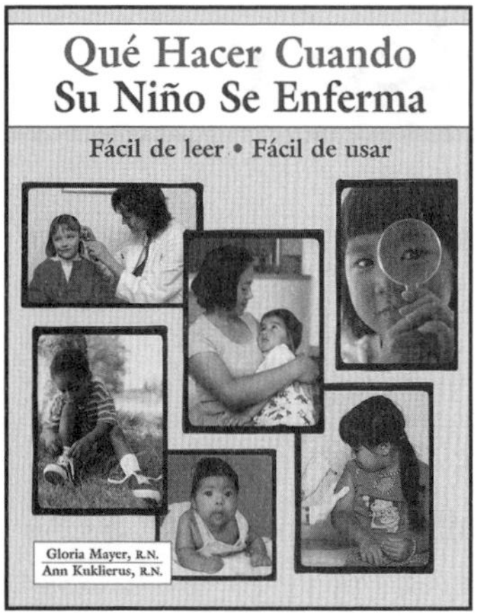

ISBN 978-0-9701245-1-7
$12.95

Qué hacer cuando su niño se enferma*

Hay muchas cosas que puede hacer en casa por su hijo(a). Por fin, un libro fácil de leer, fácil de usar y escrito por dos enfermeras. Este libro le informa:

- Qué observar cuando su hijo está enfermo
- Cuándo llamar al médico
- Cómo tomarle la temperatura a su hijo
- Qué hacer cuando su hijo(a) tiene gripe
- Cómo atender las cortadas y los raspones
- Qué darle de comer a su hijo(a) cuando está enfermo
- Cómo detener el avance de una infección
- Cómo evitar accidentes en toda la casa
- Qué hacer en caso de emergencia

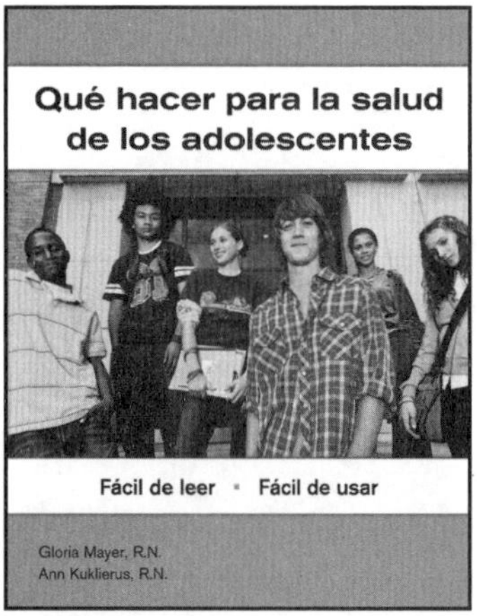

ISBN 978-0-9720148-5-4
$12.95

Qué hacer para la salud de los adolescentes

La época de la adolescencia es difícil para los padres y los adolescentes. Hay muchas cosas que usted puede hacer para ayudar a su hijo(a) adolescente. Por fin, un libro fácil de leer, fácil de usar y escrito por dos enfermeras. Este libro le informa:

- Sobre los cambios corporales que suceden en la adolescencia
- Cómo prepararse para la época de la adolescencia
- Cómo hablar con su adolescente
- Qué hacer para sentirse más cercano(a) a su adolescente
- Cómo ayudar a su hijo(a) adolescente para que le vaya bien en la escuela
- Todo acerca de las citas amorosas y las relaciones sexuales
- Cómo mantener a su adolescente sano y salvo
- Las señales de problemas y dónde acudir para recibir ayuda

También disponibles en español.
*** También disponible en vietnamita.**
Para pedirlos, llame al (800) 434-4633.

Otros libros en la misma colección

Todos los libros están disponibles en inglés y español.

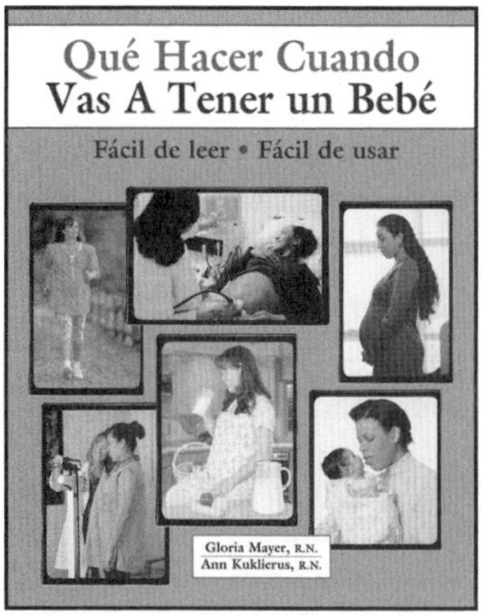

ISBN 978-0-9701245-7-9
$12.95

Qué hacer cuando vas a tener un bebé

Hay muchas cosas que puede hacer una mujer para tener un bebé sano. Aquí hay un libro fácil de leer, fácil de usar y escrito por dos enfermeras. Este libro le informa:

- Cómo prepararse para el embarazo
- La atención médica que necesita durante el embarazo
- Lo que no debe hacer cuando está embarazada
- Cómo cuidarse a sí misma para tener un bebé sano
- Los cambios físicos que tendrá mes a mes
- Cosas simples que puede hacer para sentirse mejor
- Señales de advertencia de algún problema y qué hacer al respecto
- Todo sobre el trabajo de parto y el parto
- Cómo alimentar y atender a su nuevo bebé

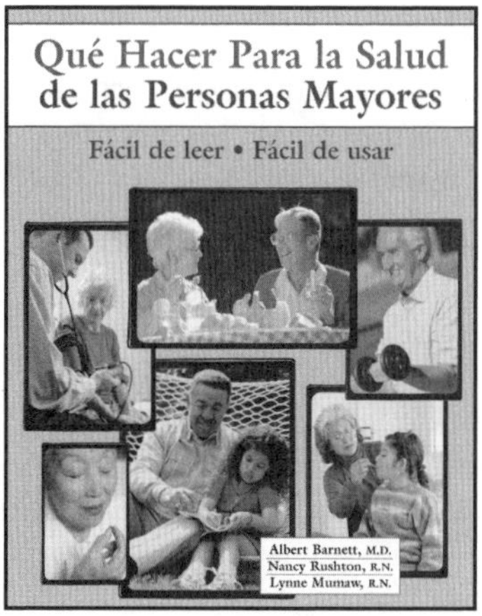

ISBN 978-0-9701245-5-5
$12.95

Qué hacer para la salud de las personas mayores*

Hay muchas cosas que usted puede hacer para encargarse de su propia salud durante la vejez. Este libro le explica:

- Los cambios en el cuerpo cuando una persona envejece.
- Los problemas de salud comunes de los mayores.
- Lo que uno debe saber sobre los seguros de salud.
- Cómo elegir un médico y dónde obtener atención de la salud.
- Cómo comprar y tomar los medicamentos.
- Medidas simples que puede tomar para prevenir caídas y accidentes.
- Cómo puede mantenerse saludable.

También disponibles en español.
*** También disponible en vietnamita.**
Para pedirlos, llame al (800) 434-4633

Otros libros en la misma colección

Todos los libros están disponibles en inglés y español.

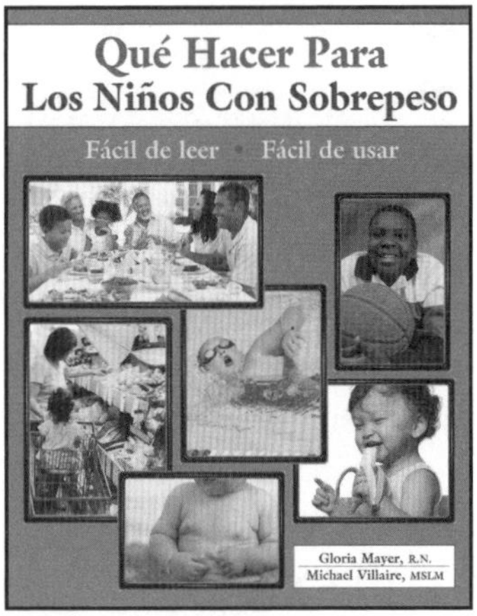

ISBN 978-0-9720148-5-4
$12.95

Qué hacer para los ninos con sobrepeso

Hay muchas cosas que usted puede hacer para ayudar a su hijo con sobrepeso a tener un estilo de vida saludable. Aquí tiene un libro fácil de leer y de usar que le informa:

- Cómo saber si su hijo tiene sobrepeso.
- Cómo comprar alimentos saludables.
- Cómo tratar con los sentimientos y la autoestima de su hijo con sobrepeso.
- Cómo leer la Etiqueta con información nutricional.
- Desayunos, almuerzos y cenas saludables.
- El tamaño correcto de las porciones.
- Por qué el ejercicio es tan importante.
- Consejos para comer en forma saludable cuando sale a comer afuera.
- Información sobre la diabetes y otros problemas de salud de los niños con sobrepeso.

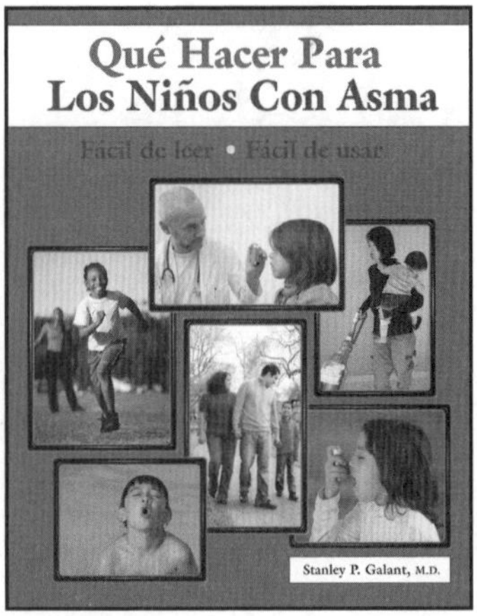

ISBN 978-0-9720148-7-8
$12.95

Qué hacer para los niños con asma

Tener un hijo con asma puede dar miedo. Este libro fácil de leer y fácil de usar le informa qué puede hacer para ayudar a su hijo a manejar el asma:

- Cómo saber si su hijo(a) necesita ayuda de inmediato
- Señales de que su hijo(a) tiene asma
- Qué desencadena un ataque de asma
- Cómo elaborar un plan de acción contra el asma
- Cómo utilizar un medidor de flujo máximo de aire
- Diferentes tipos de medicamentos contra el asma
- Cómo hablar con la guardería y los maestros de su hijo sobre su asma
- Cómo asegurarse de que su hijo haga suficiente ejercicio
- Cómo ayudar a su hijo a tomar correctamente el medicamento contra el asma
- Qué hacer en caso de problemas como estómago revuelto, fiebre del heno y congestión nasal

También disponibles en español.
*** También disponible en vietnamita.**
Para pedirlos, llame al (800) 434-4633.